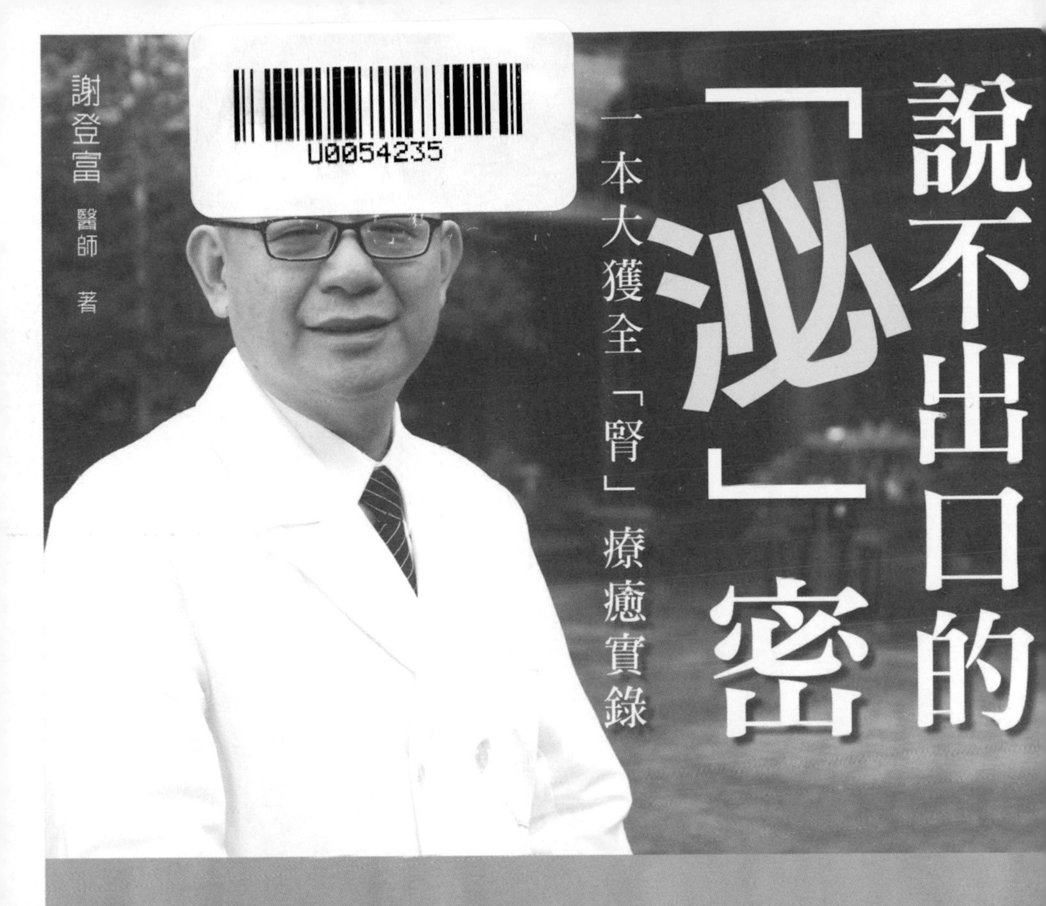

下半身紙上健檢，泌尿科健康全攻略

泌尿科權威醫師爲你健康揭「泌」，

急尿、結石、不舉、睪丸炎、攝護腺肥大、泌尿腫瘤，一本通通有解！

你也有說不出口的困擾嗎？

- 動不動就想跑廁所？ → 漏尿、膀胱發炎，女性切身之痛！
- 頻尿、血尿、泡泡尿 → 泌尿疾病不再是老人家的專利
- 腎結石一定要兵戎相見？ → 當心，不痛的最可怕！
- 攝護腺大小不是問題？ → 尿不出來問題才大
- 膀胱癌、攝護腺癌、腎細胞癌 → 泌尿腫瘤的安心醫療
- 蛋蛋的哀傷 → 陰囊積水、睪丸急症微笑處方
- 腎不好，最後成為剩男？ → 性功能迷思大揭密

目錄

內急不避親——關於解尿問題那些大小事！

腎石傳說——一顆小石頭，如何急壞了一顆腎？

「男」言之隱——攝護腺肥大竟是男人長壽病！

目錄

蛋蛋的哀傷——別讓終生「性」福毀於一旦！

剩男、腎難——性功能障礙大百科

Part 06 下半身的隱藏「圍」機——泌尿腫瘤的安心醫療！

推薦序一

了解自己泌尿系統的疾病，告別難言之隱！

泌尿科在醫學界是一個特別的科別，民眾常常分不清楚泌尿科、腎臟科，新陳代謝及內分泌科，還有大腸直腸外科，這幾個科所需要處理的疾病。甚至常常把自己的「膀胱過動症」，認為是「膀胱無力」。這有一部份，要歸因於坊間相關泌尿科衛教書籍的缺乏。

深入簡出，泌尿問題全收錄

其實，泌尿科是一個包含了內科和外科成分的學科，很多時候泌尿科醫師要處理病人外科的問題，比方說結石阻塞、腫瘤、尿失禁等，簡單來說，就是要替病人動手術。更多的時候，泌尿科醫師要在門診處理病人內科的問題，替病人診斷疾病、給藥治療、行為矯正，甚至有的時候還要幫病人做一些復健。

泌尿科向來複雜，也因此，門診時與病人的互動也比較繁瑣。這本書的內容，以淺顯易懂的文字，將泌尿科常見的疾病，配合病歷描述，介紹給一般大眾，這是一件不容易的事情，畢竟，大部份的醫師，都習慣於醫學文獻的論述，而不熟練於民眾衛教文章的書寫。

此外，這一本書，內容深入簡出。把泌尿生殖系統的知識，從男性特有的攝護腺增生及睪丸陰囊疾病，到男女都有的尿路結石、泌尿腫瘤，還有排尿功能障礙等等，全部都收錄，是一本值得推薦給大家的書！

增進健康，揮別難言之隱

從這本書可以得到一些泌尿科常見疾病及健康問題的概念，從而瞭解自己泌尿生殖系統，幫助大家在門診的時候與醫師的互動，更容易描述狀況，以及了解醫師的語言。還有，將來可能會發生的泌尿生殖系統問題，或是家中有一些容易有泌尿生殖系統問題長者的民眾，更可以藉由這本書，了解長輩們的難言之隱。

謝醫師願意在繁忙的執業生涯中，找出時間，完成這本書，這是一件不容易的事。希望讀者都能藉由本書，了解自己泌尿系統的疾病，進而有助於大家在就醫時與醫師的互動。最後，也能藉由書中所表達的知識，增進自己的健康。

中國醫藥大學附設醫院泌尿部顧問／前部主任
台灣泌尿科醫學會常務理事
張兆祥

推薦序二

不容小覷的泌尿系統大問題！

許多常見的泌尿系統問題或許不會立即威脅生命，但是經常嚴重影響生活品質，甚至造成個人尊嚴的喪失，實在不容小覷。

一本認識泌尿系統常見問題的參考書

在一般門診，經常遇到年輕病人為泌尿系統結石所苦，苦不堪言；中年人因性功能障礙難以啟齒，不僅造成自我尊嚴喪失，甚至夫妻失和；老年人經常因夜尿、頻尿、漏尿、解不出尿所苦，不僅嚴重影響睡眠品質，更限制了日常社交活動，導致人際關係疏離，心情鬱悶，感覺生命不再有意義。

謝登富醫師目前擔任台中慈濟醫院外科部副主任，更是一位資深的泌尿科專科醫師。更甚者，他是具有悲天憫人的情懷與菩薩心腸的良醫。他有鑑於一般民眾渴望的需求，現行繁忙的醫療環境下醫病溝通討論不足，基於將畢生所學奉獻社會的強烈動機，他利用公務繁忙之餘，完成巨著——《說不出口的「泌」密：一本大獲全「腎」療癒實錄》，作為民眾認識泌尿系統常見問題的參考書，避免民眾從網路系統獲得片面不全的資訊。

本書可說是集合了謝醫師二十年豐富的臨床經驗與專業知識，它對泌尿系統常見的問題，如尿路結石、性功能障礙、攝護腺肥大、尿失禁、泌尿腫瘤等問題的原因、預防與治療均有詳細的說明，內容更是深入淺出，相信是一本認識泌尿系統常見問題不可多得的良書，值得您閱讀。

臺大醫院家庭醫學部主任
臺大醫學院副教授
蔡兆勳

推薦序三

內容深入淺出也包羅萬象的好書

謝登富醫師是我的大學同學，學生時代就常暗自讚嘆他的機智，以及他對於事物的獨到看法。

分享正確醫療觀念的教育意義

他善於用淺顯的文字與接地氣的話語，讓同學們把一些複雜的事情瞬間搞懂，也常將讓人一知半解的課堂內容，運用歸納條列方式理出頭緒。

當時總是沉沒於醫學專業書堆的我常在想，如果這位同學能出書，必能造福醫學系學弟妹。等待了近三十年，我欽佩的謝醫師終於出書，好酒值得等待，這本書不僅造福莘莘學子，更有對於民眾的教育意義。

《說不出口的「泌」密：一本大獲全「腎」療癒實錄》，是一本內容深入淺出也包羅萬象的書。全書的六個部份，分別闡述了——解尿、泌尿系統結石、攝護腺肥大、男性性器官、男性性功能，最後是泌尿系統腫瘤等問題，這六個部份其實就是我們在醫學院學習泌尿系統的六大重點，內容連結了基礎醫學與臨床醫學，由此可感受到謝醫師對於醫學生與住院醫師教學的深厚功力。

解答民眾對於泌尿系統疾病的疑惑

看著文中諸多案例以及醫病之間的對話，彷佛置身在實際看診氛圍，一般民眾的確都是因為這些原因或疑惑來就診的，由此可見，謝醫師在臨床服務上的專業與用心。

對於普羅大眾來說，這本書解答了絕大部份民眾對於泌尿系統疾病的疑惑，對於醫學生來說，這本書像是泌尿系統課程的一本完美共同筆記，對於專業醫師來說，這本書成功地示範了如何把複雜的醫學專業術語，轉譯成民眾聽得懂的話。看完這本書，我想，真的會讓許多人說不出口的「泌」密，獲得解答。

應謝醫師之邀作序推薦，敝人才疏學淺，實在是戒慎惶恐不敢為文，但是謝醫師熱情邀約，盛情難卻。我想，謝醫師所專精的泌尿疾病，與敝人所服務的領域，正好是上下游關係，以及一年之前，我在病房進行泌尿科疾病教學時詞窮，而求助於謝醫師提供教材，可能是好同學青睞於我推薦的原因。

很榮幸有機會為謝醫師的大作寫序，也很榮幸有機會向大家推薦一本好書——《說不出口的「泌」密》。

——己亥年春節假期

林口長庚紀念醫院腎臟科系
副教授級主治醫師／專責教學主治醫師
長庚大學醫學系臨床助理教授

鄭昌錡

自序

為自己的健康解「泌」，找回完「腎」之道！

人體中相當重要的泌尿系統，協助身體廢物的儲存、代謝與排泄的過程，只是相對生理學而言，一旦發生緊急狀況，卻是身體可被捨棄的第一順位。

然而，這個可能最早被捨棄的部位，卻會使健康門戶洞開，因為泌尿系統若是無法好好運作，將造成日常生活中的大小困擾，舉凡膀胱不好，就會一直跑廁所；稍微一用力就漏尿；結石卡在尿道，造成腰痛頻頻；陰囊腫痛，影響個人心情和家庭……，都是一件很有感的事情。

下半身健康危機，小毛病引發連鎖效應

臨床上，看過許多泌尿系統造成的問題，帶給病人很大的困擾，進而讓他們不想出門，從一開始只是降低生活品質，到最後變成在實質上，影響身體健康。

比方說尿失禁，本來只是指無法解尿或尿不乾淨，並不會直接影響到身體健康。但因為尿失禁或頻尿讓人不想要出門，慢慢地，也就不再運動，致使身體慢慢地退化、不再健

康，病痛連番找上身，甚至連憂鬱症或心血管問題都來了。因此，我認為應該讓大家多瞭解關於泌尿系統的事情。

以泌尿科門診量的年齡層而言，年輕人與老年人的比例約佔三比七，年輕病患主要以男性不孕為主（女性不孕多求助於婦產科），再者為生殖器與攝護腺的不適或異狀。

有些年輕男性經常感到下腹不舒服、會陰部疼痛等，診斷後大多是慢性、非細菌性的攝護腺發炎，同樣屬於一種情緒緊張、壓力下所誘發的毛病，造成病人解尿不順，甚至覺得不方便，進而不喜歡外出、社交，而引起衍生性疾病。

另外，最為常見的問題仍是結石，目前年輕人的結石比例也不少，根據統計，台灣大約十個人當中，就有一個人有結石困擾。醫學研究指出，結石的疼痛比女性生產時還要痛，由此可知病人的苦不堪言，不為外人道的心情。

中老年人的泌尿道疾病，第一個是年紀增長造成的膀胱退化，男性還有攝護腺增生造成解尿不便；再者是泌尿道的腫瘤，包括攝護腺癌、膀胱癌、腎臟癌等。

還有一個照護上的問題，中年與年輕家屬如何照顧父母輩的病人需求，因此就必須對於泌尿科的疾病，有更進一步的認識。

醫師妙手，解救病人燃眉之急

關於泌尿科的疾病，其中也參雜著「真」、「假」問題。同樣是「頻尿」，有些頻尿患者是真的有這方面的困擾，有些則否。以小朋友來講，當一名幼稚園孩子一直吵著要上廁所，其實很多時候是在尋求大人的關注與關心，用意在於希望多多陪他；但是老年人就比較難以理解，有一部份老年人也是尋求他人的關心與關注，但有一部份老年人則是真的有頻尿困擾，所以就必須瞭解是「真的」有毛病，還是心理需求與情緒警訊。

一九九七年，是我正式披上醫師白袍的日子，如今走過二十年了，回想起擔任實習醫師的時候，為何選擇泌尿科的原因，正是這個期間所確立。當時親眼看到一名老先生因為尿不出來，護理師也無法順利地將尿管放到膀胱裡，而痛苦萬分。

就在大家焦頭爛額、束手無策的時候，泌尿科的學長藉由器械的幫助，取一個直徑約一公分鐵製的尿道通條，幫病人做尿道擴張，俐落且專業地在床邊慢慢地放入導尿管。當病人終於順利解尿之後，臉上呈現那種獲得解救的感覺，帶給我相當大的震撼。

解尿不順，看起來好像是不起眼的症狀，但是一旦發生急尿卻尿不出來的時候，簡直是「要命」的難受！

醫生的妙手可以幫助患者獲得最大的解救，彷彿在一處絕望的深淵，伸出的天使之手，也許比不上把心跳停止的病患，從死神鐮刀下搶回性命的感覺，可是能夠解除病人苦苦哀求卻不得其解的毛病，這種燃眉之急更是迫切的需要。

就是這個實習病房的小小插曲，加深了我成為泌尿科醫師的決心。

當年，一個南部屏東小孩，因為聯考分數達標，加上鄰居醫師的鼓勵，所以填上了醫學系。等到真正讀了醫學，接觸了病人後，深深感到生命的可貴及人生的無常，一步一腳的踏實前進，慢慢有了自己對於醫學的體驗。

「醫師不是神，醫師也不是萬能。但是，醫師要努力，努力替病人找到一種治療方式。這個治療方式，不一定是最新，也不一定要最貴。但是，要最適合病人本身——因時、因地、因人而調整。」這些年的執業過程，一直以此目標努力著。

奉獻所學，傳達正確泌尿道觀念

從醫的過程中，內心相當感念三位老師。

第一位是中國醫藥大學北港附設醫院的吳錫金院長，是我大學時代教導泌尿科學的老師，也是後來從事泌尿科學訓練的第一個老師，教導了很多泌尿科學的概念，以及追求學問的態度。

他總是認真準備每一台手術，積極追查每一個病人的狀況，以及探求世界上更新的治療方式，不間斷鞭策自己進步，全心奉獻的精神，榮獲二〇一八年醫療貢獻獎，是一位視病猶親的醫者。

第二位是中國醫藥大學附設醫院的泌尿部主任張兆祥主任，我的泌尿科的手術可說都師承於他。他幾乎是全能型的泌尿科醫師，儘管具備資深背景，依然親身投入每一個階段的學習，不斷把自己歸零，可謂是最認真的老師。所以從他身上，我才有辦法從一般的泌尿腫瘤，到所謂的尿路動力學、膀胱功能，都能夠有較好的學習跟認識。

最後一位，是陳昶仲醫師，一步一腳印的照顧病人，事事以病人的利益為優先。雖然他從不以我的老師自居，但我卻從他的身上學到很多為人處世的道理。從他口中，你聽不到美麗的詞藻，但經他手裡，從來沒有虛華的事物。如果要用一句世俗的話來形容比喻，他就是一個實實在在的台灣牛！

因著恩師的教誨，為落實個人的醫者理想，而有了發心撰寫本書的簡單動機。

台灣現行醫療環境的關係，大家在診間與醫生互動的時間並不長。病人有時候也忘了要問什麼，往往在離開診間之後，才想到什麼東西還沒問到。

其實大部份的問題都大同小異，因此希望把從事醫療生涯的二十年來，常見的一些診療問題彙整起來，或許可以讓病人在診間來不及問的，或是進診間之前，能夠先有一些基礎的瞭解，把問題與概念更加釐清，能有更全面、客觀的認知。進了診間之後，再跟醫生針對細節做一個深入的詢問與討論，而非網路上片面的資訊攝取與誤解。

希望本書能為大眾的下半身解「泌」，找回健康完「腎」之道！

台中慈濟醫院外科部副主任
泌尿科主治醫師
謝登富

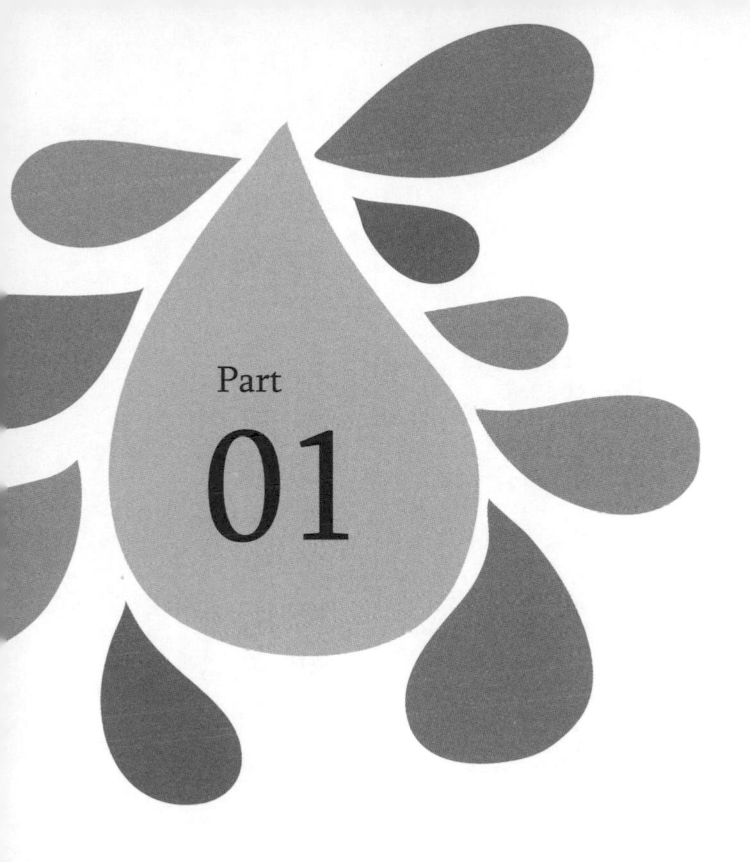

內急不避親——關於解尿問題那些大小事！

俗話常說：「人有三急！」到底是哪三急？一說是「內急、性急、心急」，另外一說則是「尿急、屎急、屁急」，不管哪一種說法，「內急」都是公認的最緊急。

如果突然感到尿急，卻找不到廁所，才是當下最要人命的事情，加上頻尿、夜尿、蛋白尿種種泌尿道問題，本來以為的尿尿小事，竟成了困擾日常生活的大事……

01

「啊，來不及了？」急尿、漏尿不再是老年人的專利！

患者發生急尿或尿失禁，通常都是膀胱和尿路系統發生了問題，而男性也可能因為攝護腺肥大，造成急尿或尿失禁的狀況！

「唉唷，等一下，我得先找個洗手間！」、「不好意思，我要先去化妝室……」過去普遍認為只有上了年紀的中老年人，才可能會發生尿急現象，如今，診間內已有不少的年輕朋友，一再遇上這樣的困擾！

所謂的尿急感，就是突然間湧上一股想要上廁所的衝動，還不到失禁程度，病理診斷上稱為「急尿」或「尿急」，如果確實忍不住就尿出來了，這種狀況則是「急迫性尿失禁」。

尿急，急起來簡直要人命！

俗話常說：「人有三急！」到底是哪三急？一說是「內急、性急、心急」，另外一說則是「尿急、屎急、屁急」，不管哪一種說法，「內急」都是公認的最緊急。

如果突然感到尿急，卻找不到廁所，才是當下最要人命的事情，加上頻尿、夜尿、蛋白尿種種泌尿道問題，本來以為的尿尿小事，竟成了困擾日常生活的大事……

首先，我們得先認識何謂尿失禁，關於尿失禁可分為五大類：

第一類「急迫性尿失禁」：因為急尿所造成的漏尿，突然之間想要上廁所，卻來不及走到廁所，就尿出來了，稱為「急迫性尿失禁」。

第二類「應力性尿失禁」：當用力咳嗽、大笑，或是一旦肚子施力，發生漏尿的情況。

第三類「滿溢性尿失禁」：膀胱已經裝了太多的尿液，患者每次解尿卻只能尿出一點點，事實上是膀胱因為裝滿了尿液，而自行外漏的尿。

第四類「持續性尿失禁」：不管什麼時候都在持續滴尿，這種持續性的尿失禁基本上就是膀胱或尿道有一處破洞，所以才會一直滴出尿液，就像關不住的水管，持續發生滴漏。

第五類「暫時發生的尿失禁」：又稱為急性的尿失禁，膀胱發炎、感染會導致膀胱變得過於敏感，或是膀胱長了結石或腫瘤，都可能會造成尿失禁的狀況，屬於短期症狀，只要將病兆解除，就能停止失禁問題。

回到一般人尿急這件事，大抵歸屬在第一類「急迫性尿失禁」的初步範疇，很多人應該都有這種經驗，譬如在冬天的時候，當手觸摸到冰冷的東西，突然會有股尿意升起，就是「急尿感」，如果一聽到水聲或摸到冰冷的物品就想尿尿，結果真的控制不住尿出來，就是「急迫性尿失禁」。

忍不住尿，原來是尿路系統發生「短路」！

「啊，不好意思，怎麼又漏尿了！」小敏驚呼一聲，趕緊掩著裙襬跑向廁所，希望沒有人看見她的糗態。

其實，患者發生急尿或尿失禁，通常都是膀胱和尿路系統發生了問題！

膀胱主要有兩個功能，一是裝尿，一是排尿。膀胱的容量通常在兩百到三百毫升左右，因各別體型而異，一旦膀胱中的尿液累積達到這個範圍，大腦神經系統就會提醒我們需要解尿，不能再等了。

膀胱可說是個相當特別的器官，所有的動物裡面，只有人類經過了演化的過程，使得膀胱有辦法裝尿，當其他動物大多累積了一些尿液，就會進行解放，所以可以觀察道路邊小狗，就是有一點尿就解一點尿。

假使有人發生尿失禁的問題，事實上就是膀胱裝不了尿液了；反之，如果膀胱沒辦法把尿排出來，就稱作尿滯留。

排尿及儲尿的功能是相當複雜的機制，參與的器官包括：尿道、膀胱和神經。膀胱在整個過程中是一個主要角色，身體中有一個神經在控制膀胱，若是神經傳導系統出現短路，造成膀胱無法裝尿或解尿；也有可能因為下方尿道出現狀況，導致膀胱功能雖然良好，卻還是無法排出尿液。

攝護腺肥大、自律神經失調，也會導致急尿感

「謝主任，為什麼我會不知道要尿尿？一旦有感覺了，卻已經來不及了！」一名正值壯年的男士憂心忡忡問我。

除了膀胱功能失常之外，男性也可能因為攝護腺造成急尿或尿失禁的狀況，假使腫大的攝護腺，是往膀胱裡面生長，就會刺激到膀胱，導致過分敏感，因而產生急尿感，有一點尿液就想要解尿。

另一種則是攝護腺大到一定程度，越來越不好解尿，患者每次解尿都得一直用力，導

致膀胱慢慢「鈍化」，尿量持續累積卻無法感到尿意，最後情形當然是來不及跑到廁所，就滿溢出來了。

此外，自律神經失調也會導致急尿、尿失禁，特別是一些中風、腦部受傷或脊椎損傷的患者，造成神經系統控制混亂。

上面提及，膀胱解尿的過程其實是一個複雜的流程，基本上分成幾大環節：首先，大腦下達指令讓膀胱收縮；第二，同時下達一個指令，使膀胱口的括約肌打開，亦即打開膀胱的開關，就如同要先把水龍頭打開，水才出得來。膀胱收縮、打開膀胱口的括約肌，兩個動作要同時發生、精準配合，才能夠完成解尿動作。

因此，上面的總司令（大腦）必須清楚傳達指令，經由脊椎把命令向下傳遞，脊椎裡面又有一個區域的指揮官，把該命令好好地執行，然後才能夠完成「解尿」這件最重要的小事。

若是傳達訊息的線路短路、失序，自然就會出現全城戒備或全面潰堤的場景！

謝醫師的「泌」密門診

•男女漏尿大不同，原來和尿道長短有關係？

相對女生而言，男生比較不容易有漏尿問題，一方面是因為女生的尿道比較短，再者，尿道比較短，本身阻力就比較小，所以容易漏尿。

女生的膀胱頸到尿道出口大概只有三到五公分，男生大概有十二到十五公分長，加上男生的膀胱頸出口有一個攝護腺，會增加它的阻力，使得男性不容易漏尿。只是年紀大的男性，一旦發生攝護腺肥大，而且往尿道口增大的類型，就會堵住尿道，影響解尿。

男性攝護腺通常都會隨著年紀增長變大，只要不影響到功能和日常行為就沒有問題，假使有人想要永遠擺脫攝護腺問題，除非拿掉睪丸，形同閹掉，像是古代的太監就沒有攝護腺肥大的問題，但這是不太可能的事吧！

輕忽老年人尿失禁，導致健康全失守

「謝主任，不好意思，我好像有尿失禁問題耶！」因為來不及到廁所就尿濕褲子，讓林媽媽心情感到相當低落，在診間也刻意壓低聲音。

「不用不好意思啦，很多中老年人都有這種情況，而且只要治療就會好轉，別擔心！」這是我一貫的回答！

《台灣醫學會雜誌》二〇〇〇年的研究報告顯示，在台灣，六十五歲以上社區老人的尿失禁盛行率，全體大概佔百分之二十一，其中男性佔百分之十五，女性則是佔百分之二十七。

由此可知，每六十五歲以上的老人裡面，就有一個人有尿失禁問題，而且以女性居多。尿失禁其實是老年人相當常見的症狀之一，只是根據臨床門診經驗來看，因尿失禁而來求醫的人，卻仍相當少數！這是為什麼呢？正因為大部份人都不好意思，也不敢對外人張揚，諱疾忌醫的情況下，老人家自然就越來越不想動、不想要出門。

一旦尿濕褲子，就會感到不舒適，甚至被別人發現、恥笑，患者就更不想外出。接著，慢慢從一個本來相當活躍、願意主動與人親近，轉變成不喜歡社交、悶悶不樂的性格。其實，這才是患者真正的老化。

回歸到問題的源頭，僅因為尿失禁這樣的一個小問題，使得一位老人活動量減少，變得封閉、憂鬱，演變成為身體、心理的大問題，不可不慎！

「我父親八十二歲了，本來早晨都會晨泳，夜晚也會看電影，最近卻悶悶不樂……」不久前，我同學突然來我門診求救，他父親本來每天晚上都會喝一小杯威士忌，靜靜欣賞一部影集，然後才舒舒服服的上床就寢，然後，隔日早上七點準備外出晨泳，閒情逸致地度過他的美好一天。但是這五年下來，他卻不再這麼做了，正因為他會尿失禁，但是他不說，於是連這些活動都不願意做了。

因為，他不再出門，取消了一切社交活動，整個人變得異常消沉。事實上，這已經慢慢演變成老人憂鬱症。人只要不出門，不跟外界溝通的話，很容易出現種種問題。

由於尿失禁是相當主觀的症狀，假使患者沒說，旁人有可能不容易發現，因此希望透過觀念推廣，讓大眾理解到這是可以解決的問題，並不是件丟臉的事，唯有盡早處理，才能盡早重拾開心活力，恢復盎然的生趣。

按表操課：急尿照護，萬無一失

關於尿急與失禁的治療方式，如果是急迫性的尿失禁，首先會探查患者有無病理上的原因，假使有病理上的原因，只需對症下藥，問題就能獲得解決了；有些則是因為年紀因素，膀胱感覺退化或是行動不便，通常會建議患者採用「按表操課」，藉由按時上廁所，就能避免失禁發生。

正常情況下，一般人大約兩小時上一次廁所，若是小於兩個小時就要跑廁所，就會認定為頻尿現象，不過還需取決於喝水量。

針對急尿感、急迫性尿失禁的患者，可以「計劃性上廁所」，預定每兩小時提醒自己跑一次廁所，是比較好的解決方法。若是中老年在夜裡，可以準備尿壺，同時需留意居家環境的室內照明，不要讓患者因為急著上廁所，結果摸黑跌倒，導致狀況變得更糟。

再之，若需使用藥物減緩患者的急迫性尿失禁，目前已經有多種抗乙醯膽鹼的藥物，可以減緩症狀。然而，我都建議藥物不應作為第一線，應該由行為上面著手，從改變日常生活行為做起。不然，很多老人家已經服用很多藥了，假使一種問題吃一顆藥，太多藥物反而不是一件好事。我們還是希望從日常生活行為的改變去做調整。

藥物可以使用在非不得已的情況下，例如出國旅行，遇到長時間的飛行時間、在外行走，此時藉助藥物的協助，減少在外十幾天可能帶來的困擾，但是以長期來講的話，還是要以行為的改變來做為症狀改善，會是比較妥當的方式。

「尿急」是可以從容解決的事，做好「上廁所」規劃，讓有急尿、尿失禁的患者，能夠比較安心的迎接日常，同時能夠好整以暇地從事其他事情，當「尿尿」發生問題時，就好好地去處理它，不需要著急，只要不急，也就不是大問題了！

謝醫師的
「泌」密門診

・急尿臨床觀察，留意老人夜晚如廁照顧

急尿係指患者突然性地想要尿尿，本來膀胱裝兩百毫升的尿液就會自然想要解尿，可能因為年紀增長器質性功能衰退，或是男性攝護腺肥大，導致膀胱感覺鈍化，一直累積到三百毫升的尿液才想要去排出，因此，造成患者來不及走到廁所就尿出來，這是原因之一。

第二個原因，很多老年人行動不便，可能是關節有障礙、罹患帕金森氏症，或是視力不佳，導致動作相對比較緩慢。當他們想要上廁所，走到廁所就要花上十幾分鐘，結果來不及就尿出來了。

謝醫師的
「泌」密門診

根據臨床經驗，特別要提醒年長者的急尿患者，因為他們並不想要尿在褲子上，造成親人的困擾，所以一旦想要尿尿，就會急著衝去廁所。特別是深夜起身的時候，常常一急，就容易造成跌倒。老人家其實不禁摔，通常一跌倒都滿嚴重，若是發生骨折等衍生問題更是得不償失。

門診案例：六十五歲長輩X來不及跑廁所，經常尿濕褲子

「醫師好，這樣說起來有點丟臉啊！……我最近常常來不及進到廁所，就尿褲子了……」王伯伯有著長達十年病史的糖尿病，這次前來診間卻不是因為血糖問題，而是困擾日常的小毛病，因此不太好意思啟齒。

・聽到水流聲、寒天摸到門把，尿意就襲來

來不及進到廁所就尿濕褲子，確實讓人感到相當不自在，但有問題就要趕緊找醫師，

千萬不要不好意思。

當我仔細詢問之後，發現王伯伯有一些攝護腺的症狀，像是小便不好解、晚上會起床上兩、三次廁所，但大致上都屬正常狀態。

其中，最大困擾是只要感到尿意，想要動身前往廁所，就一定會來不及！而且還不只這樣，只要聽到水流聲、冬天摸到門把也會引發尿意，有時候忍得住、有的時候忍不住，對生活造成極大的困擾。

・治療評估：養成固定如廁習慣

醫學上，對於這種症狀稱為「急迫性尿失禁」，或是有尿意的急迫感，主要因為攝護腺稍微肥大，因而刺激到膀胱，導致膀胱較為敏感。

當然可以透過一些藥物來減緩症狀，然而重點在於，這位病人必須先把血糖控制好。再者，我都會對病人說，不一定要等到膀胱脹了再去廁所，養成固定如廁習慣，比如說：兩個小時就去一次廁所，當時間差不多的時候，就先到廁所報到，就不需動用到藥物的方式。

事實上，這類患者並非單純性的解尿問題，而是感覺神經變得遲鈍，常常等到膀胱的尿液累積得太多，才想要如廁，因此才會造成來不及的現象。

02 小便有泡沫，是生病的徵兆？

當尿液快速沖到水面時，自然會產生泡沫，假使前一天吃進蛋白質成分太高的食物，也會造成小便雜質過多，出現大量泡沫，這都屬於正常情況。

「謝醫師，最近發現尿尿出現很多泡泡，是不是哪裡出毛病？」一名中年男士面帶愁容問我。

「有警覺性是好事，但前提是不要自己嚇自己！」我笑笑地回答。

因為電視或媒體不斷地傳布之下，發生這種現象可能是蛋白尿、膀胱腸道的瘻管，或是乳糜尿的初步症狀。因此，一般民眾若是看到小便出現泡沫，不免會感到害怕，然而這僅能視作一個觀察指標。

正常情況下，小便也會有泡沫！

其實有些正常狀況下，小便也是可能會出現泡沫，因此，千萬不要過於擔心害怕。

一般而言，當尿液快速沖到水面時，如同提起茶壺快速倒茶一樣，自然會產生泡沫，或是馬桶裡面有殘留的清潔劑，也會與尿液產生化學反應，因而形成泡沫，都屬於正常情況。

其次，尿液本身就是排泄身體當中的廢物、雜質，假使前一天吃進太多美食佳餚，舉凡麻辣、油膩、煎炸等蛋白質成分太高的食物，就會造成小便雜質過多，解出來的尿液，自然就會看到大量泡沫。因此，若是發生這種情形無須過分擔心，只要多喝水就沒事了。

由於一般人總是比較容易相信好消息，不願意接受壞消息，所以媒體衛教宣傳才會較少提到這兩點正常狀態，可能是怕患者已經連續出現十多天的泡沫尿，卻還自我安慰，因而延誤就醫。

除此之外，可能也有一部份過度焦慮的民眾，不免整日提心吊膽，造成無謂的恐慌與誤解，所以這裡希望能夠釐清觀念，持平看待身體發生的大小徵兆。

如果真的覺得自己小便出現泡沫，而且連續好幾天，就應該就診，掛泌尿科、腎臟科，或是家庭醫學科。只需要藉由簡單的小便檢查，就能知道身體是不是有問題，然後再對症下藥即可。假使尿液檢查結果沒有問題，也可以讓自己安心。

尿液中出現蛋白質？小心腎臟拉警報！

「醫師，那麼如果真的是蛋白尿、乳糜尿，該怎麼辨？」

任何病症都要就醫之後，才可以確認是哪一種問題，所以當小便有泡沫，首先會先檢驗一次患者的尿液，倘若該次沒有檢出蛋白質，那麼就沒事了；倘若驗出小便中蛋白質成分含量稍高，只能懷疑有蛋白尿的跡象，此時還不一定準確。

緊接著，這裡通常請患者回去蒐集二十四小時的小便，以便評估整天所排出來的尿液，蛋白質的比例是否超過標準。假使是肯定的話，就此確診為蛋白尿。

尿液是經過腎臟過濾之後，匯集體內不需要的東西，經由尿道排泄出來。照理說，蛋白質是身體所需的營養素，尿液裡面幾乎不會出現尿蛋白，也不應該被當作廢物排出體內。

由此可知，假如腎臟或身體出現功能障礙的話，亦即腎臟無法把蛋白質過濾出來，導致蛋白質隨著尿液一同被排出體內。

當腎臟沒辦法把蛋白質留在身體的時候，就代表腎臟出現問題了！

蛋白尿，正是腎臟病變的初步警訊，也是目前能夠檢測到腎臟是否生病的一個最早訊號，這也解釋了為何留意蛋白尿是如此重要的一件事。所以衛教資訊與宣導也才會不斷地提醒小便有泡沫時，一定要即刻就醫。

根據媒體報導統計，台灣人口洗腎率竟是全球第一，每年洗腎人口已經一舉突破八萬五千人，腎臟毛病需要好好的正視它，如果真的出現蛋白尿，確實要趕緊就醫診治。一旦腎臟壞掉，就要進入洗腎的輪迴，雖然現今科技能夠確保生命無虞，但是生活品質卻將大受影響。

因此，一旦確診為蛋白尿，就是腎臟病的前兆與警訊，腎臟科醫師會針對病人的腎臟、整個身體的功能進行檢查與評估，確認腎臟的哪個部份出現問題，然後對症治療。

謝醫師的「泌」密門診

• 腎臟一顆就夠用了嗎？

沒錯，人體中雖然有兩顆腎臟，但是只要一顆腎臟就已經夠用了！正因腎臟是不會再生的器官，一旦壞掉就不會好了，所以不管是一顆腎臟，還是兩顆腎臟，照顧上都不能因數量而有所改變。

以下簡單做個粗略的比方，每顆腎臟是由一個個小小的腎元所組成，一個腎元就是一個腎臟的工作單位，兩顆腎臟約略一百萬個腎元。一般來說，維持人體正常運作只要十萬個腎元即可，亦即正常情況，我們的腎元是做一休九，即一百萬個腎元，每天只需十萬個執行工作，其他九十萬都在休息。因此，當我們把一顆腎臟捐給別人時，就剩五十萬個腎元，做一休四也尚在接受範圍內。

回到前述所提的蛋白尿，當十萬個腎元在工作時，裡面有五千個腎元出了問題，病人就開始會漏蛋白尿，功能正常的腎元在維持日常運作時，自然

謝醫師的「泌」密門診

沒有問題，但是，少了這五千個問題腎元來交替輪班，其他腎元的工作負擔就會相形增加。

同時，其中導致這五千個問題腎元的致疾因素，是不是還在持續發生中？或是純屬一次性的破壞而已？假使破壞尚在持續發生，那麼其他的腎元，也會受到影響。舉例來說，當這個病人有一個疾病沒有前往治療，今天有五千個腎元受損，明天提高到六千、七千、八千一直損壞下去。但是因為其中有好幾萬個屬於好的腎元，所以病人根本沒有任何感覺，只會產生蛋白尿。

因此，當我們看到蛋白尿時，就要儘快檢查是什麼原因導致蛋白尿。如果是腎臟出毛病，就要趕快醫治。否則，此時的病人並沒有任何其他症狀，往往容易被忽略，到最後可能全部腎臟都壞掉了，那就後悔莫及了！

瘻管造成空氣尿，要命危機！

「謝醫師，腸子中的空氣怎麼會跑到膀胱？」病人一臉疑惑的問。

「因為腸子和膀胱形成了通道，產生空氣，才會出現泡泡尿！」我緩緩解釋著。

膀胱的鄰居就是大腸，有時候小腸也會在旁邊，當腸子發炎或是有腫瘤的時候，可能在兩者之間形成一個管道，導致腸子和膀胱相通了。當腸子跟膀胱之間的洞很小的時候，一開始先是氣體跑過去，尿排出來的時候，伴隨空氣一起出來，因此俗稱「空氣尿」，此時病人大多沒有其他症狀，最多只是看到小便有泡沫而已。等到洞口慢慢越來越大時，那些消化過程的食物也會跟著跑過去。當這些雜質進到尿液裡面，就會導致尿液呈現混濁狀。

如果在空氣跑進膀胱的時候，就發現有瘻管的問題，及早開刀的話，只需切斷腸子跟膀胱那一段，並做好兩者間的修補。這種腸子截斷手術通常都不太長，所以不會造成短腸症，傷口也不會太大。早期瘻管疾病不會造成病人的疼痛，只能從小便有泡沫來觀察。再者，一旦膀胱、大腸產生瘻管，如果不趕快進行處理，放任瘻管越變越大的話，最後導致膀胱跟腸子相通，將危害性命安全。

此時，人類就會變得跟鳥類一樣，尿液、糞便皆由同一個出口排出，又稱為「泄殖腔」。有些大腸癌的病人，最後就是呈現膀胱與大腸兩者相通的狀態，一旦演變成如此，將大大增加照護上的難題。因此，才會一再提醒在早期階段，察覺自己有泡沫尿的時候，就要趕快就醫，進一步檢驗，才能讓自己遠離疾病的威脅。

尿液牛奶色，當心病毒感染

「謝醫師，我的尿液怎麼是白色的呢？是喝太多牛奶了嗎？」病人驚恐的望著我。

「先不急，我問妳，妳最近是不是有吃到生食呢？」我先切入重點問診。

乳糜尿看起來就像牛奶一般，因為裡面除了蛋白尿之外，還夾雜多數的脂肪。

身體裡面的淋巴管有兩個作用，一是抵抗外來的細菌，一是吸收乳糜，當食物經過胃所消化之後，送到腸子進行吸收作用，之後，這些脂肪（乳糜）就會送往淋巴管，由淋巴管進行運送。假使淋巴回流受阻，因破損導致液體進尿液中，就會發生乳糜尿。

不過，有些人的乳糜尿一開始並不明顯，可以想像有些比較稀釋的牛奶色，當尿液進到馬桶的時候，事實上也看不出顏色上的差異，只是覺得好像有很多泡泡。

過去二、三十年，很多人因為寄生蟲感染問題導致小便白濁，現在除了一些離島地區與偏鄉之外，就比較沒有這類情況。前一陣子，有一位從澎湖遠道而來就診的病人，就有這種狀況。身為漁民的他，吃了很多生魚片，自然就有寄生蟲的問題，因此導致感染而有乳糜尿，後來經過治療就無恙了。由於寄生蟲跟細菌不同，寄生蟲比細菌大，是一種比較大的生物，所以殺寄生蟲的藥很少，處理上相對困難，還必須採用高濃度才足以殺滅，身體也會受不了。

一些經過腎臟移植後的病人，經常性服用抗排斥藥，抵抗力已經比起一般人還要微弱，有著高感染率，我絕對嚴禁他們吃生食。因此，基本上的日常飲食，仍建議食用煮熟後的食物為主，才是讓自己遠離疾病威脅，最安全健康的方式！

門診案例：二十六歲健身教練 X 尿液多泡且有異味

「醫師，唔，這個……」這位健身教練外型看起來相當陽光健康，但走進診間卻顯得有些尷尬。他慢慢說到，自己除了教學之外，也經常運動鍛鍊，卻發現自己近期解尿之後，小便出現大量泡沫，而且泡沫在馬桶裡面，往往需要很久才會消散，還夾帶著濃重的氣味，讓他為此相當擔心，以為自己身體哪裡出狀況了！

・治療評估：維持正常飲食與作息，多喝水

經過一些檢查之後，確認他的身體外觀並沒有問題，就決定幫他進行小便檢驗，發現

並沒有蛋白尿的問題，也沒有紅血球、白血球等溶出，可以說是完全正常的狀態。

後來，和這位教練仔細討論生活和飲食情況之後，發現他平日吃了很多肉類，加上本身大量且持續運動，所以身體中自然排泄比較多含氮的廢物，才造成了尿液中有大量泡沫尿，但這並不是蛋白尿，只要多喝水就好。經過一番解釋之後，他終於落下心中的大石頭，重展陽光般的笑容。

謝醫師的「泌」密門診

• 尿液味道很重，表示體內毒素多？

有些人的尿液味道很重，事實上是因為裡面含有氮氣，溶在尿液裡面的溶質所散發出來的味道，大多是蛋白質分解之後的產生的廢物。

如果飲食中吃進過多的肉類或豆子，就會造成氮氣過多，身體的廢棄物，一部份經由尿液排出去，尿液中的阿摩尼亞，分子式為 NH_3，N 就是氮。正因為代謝物，自然使尿液產生氣味，無須太過驚訝，只需多喝水即可。

03 一夜七次郎？忍不住的夜尿怎麼辦……

研究顯示，大於六十五歲的長者，有高達百分之七十的人會有夜尿問題，而大於八十歲以上的長者，罹患夜尿困擾的比例就高達百分之八十，比例更隨著年齡層上升而增加……

一般正常情況之下，大部份的人都可以一覺到天亮，晚上不需要起床尿尿，或頂多起床一次，接著就可以再度入眠。因此，假如一個晚上起床解尿超過兩次以上，就可以評估是「夜尿」。通常夜晚起床一次尿尿，再回去睡覺，睡眠尚不會受到干擾；但是起床兩次，睡眠中斷了兩次，大部份人就會因此受到影響，甚至造成失眠的可能……

夜間多尿？原來是荷爾蒙作祟！

「上車睡覺，下車尿尿！」過去在旅行中的口號，聽起來再悠閒不過了，然而，假使在漫漫的深夜中，無法安心入眠，卻得頻繁地起床如廁，那麼可就不是件有趣的事了！

評估夜尿的頻率，起床的第一次尿尿不可算入，譬如來說，當我們晚上十點就寢，十二點起床如廁一次（第一次），凌晨兩點再起來如廁一次（第二次），六點起來如廁一次（起床第一次不算），然後六點就起床了，這樣一來是兩次如廁，還屬於正常狀態。

若是一個晚上起床超過兩次如廁，則稱為夜尿。一般在睡眠的時候，身體會自然分泌荷爾蒙，降低腎臟排泄水分的機制，使尿液自動減少，我們就能一覺到天亮。

然而，深睡與否，也會影響該荷爾蒙的分泌，唯有進入深睡狀態，分泌出足夠的荷爾蒙也才能發揮效用。有時候因為某些原因，當荷爾蒙分泌不足，導致人體在夜晚產生與白天一樣多的尿液量，就會造成超過兩次起床如廁，因此這時候並非尿液多寡的問題，而是荷爾蒙的影響。

當患者有夜尿的情況，就要先觀察屬於「夜間多尿」，還是「夜間頻尿」？

「夜間多尿」，指的是晚上起床的尿液量很多，大於整天尿量的三分之一，假設睡眠時間為八個小時的話，晚上時間就是一整天的三分之一。理論上，晚上所分泌荷爾蒙，會使尿量減少，此時的尿量應少於整天的三分之一，如果超過三分之一的話，就稱為「夜間多尿」，因為是真的尿多，所以一定得起解尿，否則就會尿床了！

「夜間多尿」可能的原因，第一種是抗利尿激素荷爾蒙（ＡＤＨ）分泌不足，造成晚上的尿液變得比較多；第二種可能是糖尿病（ＤＭ）所致，糖尿病患者自然多尿，因為他要排出身體多餘的糖分，就需要經由尿液，因而逼著腎臟製造尿液，特別是晚餐又吃得比較豐盛，血糖就會升高；第三種也是滿常見的情況，晚上喝太多水了，例如剛好有客人來訪，泡茶閒聊，不知不覺就喝多了，當然夜裡就一定多尿。

因此，前兩種狀況需要進行醫療處治，糖尿病患者透過血糖控制即可，至於抗利尿激素荷爾蒙分泌不足的話，就需要補充此類荷爾蒙，也是容易解決的問題。

夜間頻尿？元凶正是失眠！

門診中曾有名六十七歲的女性，一個晚上要起來如廁六、七次，每次尿量其實並不多。仔細詢問生活細節之後，發現到她因為兒子有工作壓力，女兒婚姻失和，這些擔心累積之下，造成她的失眠困擾。

當夜裡睡不好的情況之下，就會想要尿尿，因此她最大的問題，其實不是想要尿尿，而是在於睡眠障礙，睡眠問題的背後原因，正是心中有罣礙，內心放不下……

總體來說，年紀越大，夜尿的狀況就越明顯。事實上當一個人年紀漸長，失眠的比例就越來越高，加上現今有很多年輕人、中年人也都患有失眠問題，自然就會伴隨夜尿等問題，所以還是得從改善失眠下手，才是根源之道。

至於「夜間頻尿」，可能是一個晚上就要如廁八次，但是事實上整個尿量並沒有超過整天的三分之一。一般人會說那就憋著吧，不要起床那麼多次，不就好了？

問題就出在這裡，首要原因正是失眠，當人一旦睡不著，第一件事情就會想尿尿。越是刻意不去想它，膀胱想尿的感覺竟越加強烈。

由於人類經過社會化訓練，當體內有一點點尿液的時候，大腦就會發訊息提示，由於尚不緊急，自然會把這個訊息忽略掉，然而，在睡覺的時候，這個訊息會越來越強烈，特別是你去注意它的時候，那股尿意就會越發強烈，強烈到無法忽視，非得起身去如廁不可！因此，主因仍是失眠造致，所以只要解決失眠症狀就沒有問題了。

呼吸睡眠障礙也是一種失眠症狀，睡眠中會自已堵住呼吸道，造成呼吸中止，然後就會忽然驚醒，而且一醒來就會出現強烈如廁的意念。

另外，其中還有一個因素，就是病人的膀胱容量變小了。雖然晚上的尿量並不多，但他的膀胱就只裝得了那麼多，於是就想起床如廁。有些人是膀胱出現病變，例如膀胱纖維化、K 他命膀胱炎，或是攝護腺肥大逾久的病人，膀胱經常性用力解尿，到最後容易導致膀胱纖維化，膀胱儲存尿液的功能就會出現問題，裝不了尿。膀胱容積變小確實比較難以處理，但還是有治療方式，可以利用膀胱擴張術來改善這個問題。

基本上，夜尿就區分成「多尿」、「頻尿」這兩類，醫師將根據這兩種類別進一步找尋背後原因，然後予以對症醫治。

改善夜尿問題，從調整生活作息開始

「醫師，為什麼人還未到中年，疾病症狀卻已經出現了？」一臉苦惱的中年大哥望著我。

「如果我們都回到種田的農業社會，疾病自然就少掉一半，因為都是做體力勞動的工作，不必煩心。」一面對診間患者一個個苦惱又無奈的臉龐，我常常這樣對他們說。

其實，這話也只對了一半，除了大環境改變了，我們自己的心情和生活受到影響，才是真正致病的機轉。

我老是勸一些心急焦躁的病人：「不要緊張，放輕鬆，雖然我也知道這事並不容易，只要一出門就看到那麼多車子，你不免就會開始緊張！不然，就多做一些有氧運動吧！」世間煩心事多如鴻毛，回過頭來，能夠調整的，確實只有自己的心緒。

我認為有氧運動是一個真的能讓自己腦子休息的方式，例如跑步、游泳，可以讓自己的心跳增加百分之五十的運動，因此，假使平常坐著、放鬆的時候，心跳大約在一分鐘八十下，此時就要讓自己心跳達到一分鐘一百二十下。也唯有在運動的時候，腦子才是「真空」狀態，否則，就算是在睡覺期間，腦子也是在亂想，並未得到良好的放鬆。

研究顯示，大於六十五歲的長者，有高達百分之七十的人會有夜尿問題，而大於八十歲以上的長者，罹患夜尿困擾的比例就高達百分之八十，比例更隨著年齡層上升而增加。其中，最嚴重莫過於因夜尿而造成老年人的跌倒風險，另外還有提高中風機率的心血管疾病，特別是寒冷的冬天，從溫暖的被窩一起床，溫差太大了，導致血管緊急收縮，一不小心就可能導致中風了。

夜尿跟生活品質可說息息相關，如果患者的症狀真的太嚴重或是太極端，最終將影響身體健康。

假使可以藉由自我評估夜尿的狀況，到底是夜間多尿？還是夜間頻尿？自行記錄日常排尿狀況，年紀稍大的長者，也許可以就近在床邊準備尿盆、尿壺，然後在白天進一步檢視晚上的尿量多寡，如果晚上的尿量多，就是所謂的夜間多尿；如果尿量不多，就是夜間頻尿。

找出病因之後，再來改善作息，從生活中稍作調整，解除內心的壓力源，適當進行有氧運動，找回身體自癒力，就能改善自己晚上的睡眠品質，自然而然就能降低夜尿的問題了。

總之，時刻留意自己的身體，假使真的出現夜尿狀況，太陽下山後，就別喝太多水了！

門診案例：七十四歲三高男性 X 因頻繁如廁而夜不安眠

一個七十四歲的男性，不只患有心臟病，同時也有高血壓、高血脂和高血糖，平常生活已經相當不便了，夜裡又不能夠好好睡覺休息，一個晚上要起來上廁所四、五次，幾乎每次的尿量也不少，讓他相當困擾！經過檢查發現，他在白天的尿量其實比較沒有那麼多，卻到了夜晚才變多。這是為什麼呢？

這是因為他患有心臟病，臟器循環機制的關係，水分會淤積在身體下肢，到了晚上躺下來時，這些水分才會再度回到血管，變成尿液跑了出來。

・治療評估：透過運動提升含氧量

所以這名患者最適切的治療方式，是透過運動改善心臟的問題，讓他在白天能夠正常如廁，到了夜晚自然就不再需要排尿了。另外，我還請他每天大概四、五點太陽下山以後，就不要喝水了，吃完晚飯以後，最好可以稍作運動，因為改變飲水習慣，加上藉由運動提高身體的含氧量，如此一來，不需要使用藥物，也能改善困擾多時的夜尿狀況。

04 糟糕，我尿尿好痛！小心泌尿道感染了

根據醫療統計，所有的細菌感染中，泌尿道感染竟然高居第一位！

「謝醫師，我最近尿尿都會疼痛，不知道出了什麼問題？」一名男大生略帶害羞地說。

「你是不是憋尿太久才去解尿呢？」根據醫療統計，所有年齡層中的細菌感染，泌尿道感染竟然高居第一位。

不只是年輕男性可能有此問題，許多女性也有這種困擾。通常男生感到小便疼痛，大部份是憋尿所致，女生則因泌尿道感染居多，就臨床經驗來看，女性患者一進到診間，稍微問診之後，就大概知道是泌尿道感染了。

感染路徑，上下有別

一名六十多歲的婦女前來就診，面帶愁容說著自己反覆發作的泌尿道發炎，導致小便持續疼痛，也出現噁心嘔吐、畏冷顫抖、全身虛弱等症狀，讓她不知該如何是好……

一般而言，男性大多因為長期憋尿、攝護腺發炎引發泌尿道感染問題，女生則因為天生尿道比較短。醫學文獻統計指出女性一生大概有一半的機率，會有一次泌尿道感染的困擾，因此這就成了女性朋友最為常見的疾病，而且將近兩到三成有復發的狀況。

基本上，關於泌尿道感染的來源，大約有四條感染路徑：

- **上行性感染**：細菌從尿道口跑到泌尿系統，由於女性的尿道比較短，一般以女性最為常見。
- **血型性感染**：細菌從血液裡跑到泌尿系統，由於血液在身體各個器官運送氧氣及營養，有時候細菌就會搭著順風車四處流竄。
- **淋巴性感染**：細菌藉著淋巴跑進泌尿系統，因為全身分布淋巴，病原菌有可能隨著淋巴系統跑到膀胱。

‧**直接感染：**細菌藉著腸廔管進到泌尿系統，由於腸道發炎導致腸廔管，進而影響到膀胱、泌尿系統。

「我到底是尿道發炎？還是膀胱發炎？」有些病人會希望知道到底是哪裡有異狀，然而真要區分是膀胱還是尿道的發炎，意義並不大，重點應該放在「已經感染發炎了」！

假使真的想要進一步追探問題的核心，則可以把泌尿系統區分為「上泌尿道」跟「下泌尿道」，上泌尿道包含腎臟跟輸尿管，下泌尿道則有膀胱、尿道，男生還多了攝護腺。

通常發生「下泌尿道感染」，就會感到小便疼痛，但還好不會合併發燒，採用抗生素的治療方式，大約吃了一天的藥物之後，病人的症狀至少會好了一半。

一旦發生「上泌尿道感染」，病人大多會發燒，甚至需要住院，甚至可能併發敗血症或敗血性休克，所以必須格外小心

一旦感到身體各部位的疼痛，就要趕快就醫，最怕是發覺疼痛還不來就醫，那就麻煩了！

即使是小小的尿尿疼痛，也千萬不能忽視，假使造成嚴重感染的話，可是會危及性命，所以任何微小的警訊，都在提醒我們應盡早就診評估，不可大意。

謝醫師的
「泌」密門診

‧蔓越莓有助改善尿尿疼痛症狀？

關於近幾年相當熱門的食療議題，包括蔓越莓，以及延伸的蔓越莓果汁、蔓越莓膠囊、益生菌等，確實已有一些文獻報導效果，可是與之同時，也有文獻證實這些食物、食品，與喝水的效果差異不大。由此可知，似乎仍需要更多的數據來佐證。

就醫學的角度來看，任何結果必須用較為嚴謹的數據來加以證實，截至目前為止，以上的數據都不是那麼地嚴謹，所以無法輕下結論，或許再過個五年、十年，等到有更多充足的研究佐證，才能夠確認它的療效。

假使想要從飲食或行為上，進一步改善與緩解泌尿系統，我的建議還是多喝水、別憋尿、不要熬夜，保持正常的生活習慣，那麼也就足夠了！

抗生素用量不夠，易生抗藥性

「身體發炎了，該不該服用抗生素？」

許多有健康意識的患者，有些會明白了當地說：「請不要開抗生素給我！」有些則委婉地詢問：「消炎藥不是對身體有害嗎？」

其實，任何東西都有它的好處跟壞處，就看你怎麼使用它。

在正確的時機，使用正確的藥物，對身體才是最大的幫助。

打個比方來說，當我們感到飢餓的時候，就去吃飯，對身體才是最好的方式；但是，明明已經吃很飽了，還一直瘋狂進食，那麼遲早也會得到糖尿病，你說是嗎？即使是食物，在不正確的時機食用它，也將不利健康，這已成為最基本的常識。

由於現代醫學日新月異的進展，加上十九世紀抗生素的發明，拯救了數以百萬計感染症患者，同時象徵著人類歷史上一個新紀元的開展，改寫了醫療與人類的壽命。

過去醫界經常推廣的議題，重點在於不要濫用抗生素，避免造成所謂的抗藥性。

事實上，並沒有那麼容易產生抗藥性，之所以會產生抗藥性的原因，在於抗生素使用的劑量不夠，造成撲殺細菌之後，細菌卻沒死光，使得殘餘細菌繼續潛伏在人體當中，這時候卻停藥了，進而讓這些剩下的細菌產生抗藥性。

假設身體裡面有一百隻細菌，通常殺掉五十隻，身體就不會再有相關症狀，一般人可能誤以為已經痊癒，但是剩下的五十隻細菌，就此產生抗藥性，造成下一波的嚴重後果。因此，如果使用抗生素的話，就該把藥物按照規定使用完畢，一定要除惡務盡，不要留下細菌在身體裡面，以免春風吹又生。

因此，一旦發生感染病症，在醫師的評估之下，就該使用抗生素進行療程，一旦使用了抗生素，就一定要用夠劑量，然後用夠時間，才能完全殺滅細菌。

使用消炎藥、類固醇，時機是關鍵

「抗生素，就是消炎藥嗎？」除了抗生素的健康疑慮，一般人也會把消炎藥與之混淆。

所謂的消炎藥，顧名思義就是消滅發炎。當身體有細菌入侵的時候，就會產生發炎反應，所以很多人會把抗生素當作消炎藥，廣義來講可以這麼說。但是，有些發炎是因為細菌才造成，有些則否，譬如筋骨痠痛、運動拉傷、肌腱發炎等也是屬於發炎反應，卻不是細菌所致。

基本上，消炎藥可區分成兩大類，一種叫做「非類固醇的消炎止痛藥」，一種是「類固醇類的消炎止痛藥」，兩者的作用機轉不太一樣。

「非類固醇的消炎止痛藥」的消炎效果相當良好，是市面上被廣泛使用的消炎藥品，服用之後有時會引發胃部不適，也會對腎臟造成明顯負擔，因此需要慎選使用。有些提供肌肉痠痛塗抹的藥品、噴劑，也屬於此類。

其中，最為廣泛使用的就是普拿疼（Panadol），它的作用是在中樞神經，可以舒緩腦部的疼痛感，但是，它並沒有消炎的功效，只是使大腦的疼痛感消失而已。這裡要再強調：「身體部位會感到疼痛，一定是因為有發炎！」普拿疼並沒有緩解症狀，只是讓大腦告訴你疼痛不見了。

「類固醇的消炎止痛藥」，成分正是類固醇（Prednisolone），主要運用於疾病的急性期，可以幫忙緩解緊急症狀，以便事後再針對個別症狀進行探究與處理。

類固醇又名美國仙丹，是一種既便宜、又有效的藥物，臨床上具有強效的消腫、止痛、抗發炎作用。正因為類固醇可以降低身體的發炎反應，當發炎反應造成嚴重的自體免疫攻擊時，此時就需要類固醇的藥物，病人才有可能在疾病之中存活。

類固醇的使用爭議，在於過去有些人會把它用在「掩飾太平」，而非治療過程，因為它讓身體不再發炎了，就覺得自己的疾病已經痊癒，其實並沒有。

這裡可以做個比喻，免疫細胞是警察，類固醇就是一道命令，命令下達，請警察不要任意行動，如此就誤以為治安良好，正是掩飾太平的做法。

當臨床中的病人處在急性期，例如緊急氣喘發作，合併嚴重的發炎狀態下，這時候就一定需要採用類固醇，壓制並降低喉頭的發炎情況，恢復正常呼吸，病人才會繼續存活下去。緊接著，醫師也才有時間和機會進一步找出致病原因，從根源上解決問題。

因此，採用類固醇緩解症狀之後，仍必須回頭尋找原因，才能對症治療。

最後，還要再強調一次，在正確時機吃正確的藥物，不論是抗生素或類固醇，都有它重要的作用之處跟服用時機。

謝醫師的
「泌」密門診

•八成以上的泌尿道感染，由大腸桿菌所引起？

顧名思義，大腸桿菌就存在人體的大腸、直腸裡面，一旦我們發生便秘的情況，大腸、直腸裡面的大腸桿菌數量就會增多，進而就會跑到膀胱，造成泌尿道感染。所以，假使有便秘、血便，甚至痔瘡等，罹患泌尿道感染的風險自然會相對比較高，所以要特別留意。

進一步來講，八成以上的泌尿道感染都是大腸桿菌所致，另外兩成才是其他的菌種所引起，而大腸桿菌的來源都是在大腸、直腸，因此要避免泌尿道感染，相當重要的一點是維持順暢的排便習慣，多吃蔬菜、水果、多喝水，不只對大腸有幫助，對於泌尿系統也有頗有助益。

門診案例：二十三歲銀行女專員X壓力大導致血尿

這位年紀輕輕的陳小姐，大學畢業後就順利地考上銀行的行員，雖然待遇不差，但工作壓力頗大，每次一坐下來就是一整個早上、一整個下午，除了午餐休息之外，幾乎忙得忘了要如廁。有天，就在辦理顧客轉匯資料的時候，突然發生了下腹疼痛，趕緊請同事協助接續後面的作業，跑進廁所後，除了感到小便灼熱、疼痛，更驚訝於整個馬桶都是血尿……

因此，匆忙之間來到診間的她，可說滿臉驚惶未定，深怕自己生了什麼嚴重的疾病。

．治療評估：輔以抗生素治療，多喝水，別憋尿

經過檢查之後，發現這只是一個單純的泌尿道感染，主要原因在於水喝太少，加上長期憋尿，耐心向她解釋病情之後，並給予抗生素進行治療，同時請她改變生活作息，感染問題就可以獲得改善。

至於怎麼喝水才是合理與正確呢？通常建議平常在工作時，先在桌上準備一杯水，沒事就喝兩口，喝完後就再起身裝水，如此一來，很快就能達到一天該攝取的水量，最重要的是，千萬不要憋尿。工作再怎麼繁忙，應該都找得到空檔去一趟廁所，忙到沒時間上廁所，很多時候都只是一個藉口而已，你說是不是呢？

05 頻尿，原來是膀胱太敏感！

膀胱是暫時儲存廢棄物的空間，膀胱黏膜就肩負起隔絕廢棄物的作用，假使有些人的膀胱黏膜出現問題，使得尿液直接刺激到膀胱，也會導致頻尿……

「我是不是膀胱無力？」一位妙齡女子前來診間，憂心忡忡地望著我。

「妳不是無力，是太過敏感而已！」我盡力使她安心。

頻尿，是指一直想要上廁所，因而懷疑自己是否膀胱功能出現問題，或是許多人誤以為的「膀胱無力」？答案其實恰恰相反。頻尿是膀胱太過敏感，才會讓人感覺隨時都想要尿尿。

膀胱的主要功能有兩個，一個是儲存尿液，一個是排空尿液。當我們需要解尿，進行排空尿液的時候，正是膀胱「用力」，因此，要是膀胱「無力」應該是尿不出來，而非頻尿。

趕走情緒壓力，擺脫頻尿問題

「那麼，為什麼膀胱會變得如此敏感呢？頻尿有可能改善嗎？」

膀胱過於敏感，導致容易頻尿的原因有很多，例如感染、發炎，或是患有結石症狀，膀胱就會變得相當敏感；另外一個原因是本身尿量太多，譬如說喝太多水，或是患有糖尿病，也會導致頻尿。

再者，膀胱是暫時儲存廢棄物的空間，膀胱黏膜就肩負起隔絕廢棄物的作用，假使有些人的膀胱黏膜出現問題，使得尿液直接刺激到膀胱，就會導致頻尿。此時，就需要從修復黏膜著手，才能改善膀胱功能。其中，灌注玻尿酸是一種治療方式，藉此隔絕廢棄物的刺激，讓膀胱黏膜再次生長。

最後一個原因，則是受到情緒的影響。膀胱是情緒之窗，當我們處於緊張狀態的時候，可能是準備參加一場重要的考試、演講或宴會，看似相當鎮定，但雙腳卻不停發抖，自然下意識會一直想去上廁所，就是膀胱受到情緒影響所致。

此外，有些人的頻尿導因於工作壓力太大，或是日常中有許多困擾的煩事，因此需要解決的並非頻尿問題，而是生活習慣。

當我們有了頻尿的困擾，可以先自我檢視可能的發生原因，是長期以來的頻尿？抑或是最近才發生的狀況？唯有知道癥結處，才能夠對症下藥，進而擺脫頻尿的困擾。

這裡提供一個小妙方，可以透過填寫排尿日記，準備一本筆記本或一張紙，任意挑選自己方便的三天，紀錄每天從早到晚攝取的水量、排出多少尿液，最後再進行全面檢視，可能就會發現頻尿的原因，或許是不知不覺中喝了太多水，或許是其他的原因造成的頻尿。

膀胱過動症，讓人離不開廁所

上面提到膀胱黏膜要是出現問題，自然刺激到膀胱，引發頻尿問題，假使黏膜受傷嚴重的話，還會造成膀胱過動症（Overactive Bladder, OAB）。

由於尿液持續刺激到膀胱，膀胱就會想盡辦法把尿排出去，進而促使膀胱不自主的一直收縮，結果導致病人一直想要上廁所，生活品質為此受到極大困擾，原本喜愛外出交遊的開朗性格，卻變得不願意出門，悶悶不樂，就是怕無法隨時隨地找到廁所，隱藏著一份「不敢為外人道」的辛苦。

但是，千萬別諱疾忌醫，目前已有相關藥物和治療方式，可以處理膀胱過動症，只要尋求泌尿科醫師，就有解決緩解的方案，醫師也會根據病人的狀況整合評估，其中包括服用藥物、灌注藥物、行為治療等方式，因人因地制宜。

謝醫師的「泌」密門診

・染髮會導致膀胱癌？

膀胱癌是台灣十大常見癌症之一，而膀胱癌的好發因素，染劑正是一個大問題，主要在於內含的有毒物質。

然而，以現在醫學來講，大部份癌症很難歸咎於某個單一原因，可能是病人本身基因已經有些弱點，再加上長期地接觸致癌因子，多重因素全部交雜在一起，才讓身體中的細胞突變，加上本身對於突變的耐受性較差，因而才罹患癌症。

總結來說，單一問題造成癌症病變的狀況，機率可能不到百分之十，假使有一些基因的弱點或缺陷，或是先天性的家族遺傳，加上自己長期暴露在致癌物質之下，就容易使得自身細胞產生癌化，進而罹患癌症。因此，若是可以避免有毒物質，還是盡量少用為妙。

門診案例：老奶奶、年輕女性Ｘ都因情緒壓力造成頻尿

「醫師啊，活到這把歲數了，連尿尿都無法自己控制了！」

「謝主任，我才三十幾歲，怎麼會有頻尿問題呢？」

不管年紀大小，老奶奶或是年輕女性，根據臨床上的診斷，這些女性族群很大原因都出於情緒壓力，導致頻尿問題！

一名七十二歲的奶奶，幽幽訴說著自己每次趕著上廁所，卻都只解出一點點而已，但是仔細詢問之下，當她坐著看連續劇時，竟然可以長達兩、三個小時不需要如廁。只有在自己一個人發呆、胡思亂想，或沒什麼事情的時候，就特別想要上廁所。

另一名三十六歲的櫃姐，這段時間為頻尿所苦，尤其正逢百貨週年慶，反而越加嚴重，她提到，越忙反而越頻尿，平常沒事的時候，卻比較輕鬆。

・治療評估：紓解壓力，放緩腳步

針對以上兩名案例，可以清楚發現，頻尿是由情緒所引起，當心中掛念著某些事情，或是被壓力佔據的時候，頻尿症狀就會顯現出來。

同樣地，很多小朋友遇到緊張的時刻，也會發生頻尿現象。

後來，請兩位患者調整作息，盡量放下煩惱的事物，重新評估工作狀態，慢慢地，頻尿問題自然也就有所改善了。

腎石傳說——
一顆小石頭，如何急壞了一顆腎？

一顆小石頭，如何急壞了一顆腎？沒來由的腰側劇痛，竟然可以把身體搞得翻天覆地！

結石，讓人痛如腰斬，忍不住想在地上打滾，然而大部份引發痛感的結石，其實是——輸尿管結石。一般來說，結石處理原則為「把大變小」，讓病人自體排出。因此，無須過度擔心，百分之九十的結石都可以經由人體自行排出，平日盡量多喝水，就有一定成效！

01 結石，讓人痛到如腰斬、冷汗直流？

腎結石、膀胱結石並不會造成病人太大的腰痛，反倒是腎結石掉到輸尿管時，才會引發劇痛……

「謝主任，我是不是有結石？有時候痛到讓人忍不住在地上打滾！」一名中年運將來到診間，一坐下來便哀嚎不停，恨不得有人趕快幫他止痛。

「你的腰痛，跟結石一點關係都沒有！」經過診斷後，我緩緩地告訴他。

結石不痛？痛的是小石子卡在輸尿管

結石一定會劇痛難當？錯！這完全是一般人的錯誤迷思，臨床上有許多人感到腰痛，就會尋求泌尿科醫師的幫助，然而事實上，腰痛可能只有一半是結石所致，另一半只是單純閃到腰。

當病人感到腰痛來到泌尿科門診，進一步檢查出有腎結石，這時我會告訴他：「雖然你有腎結石，不過你的腰痛跟它一點關係都沒有！」基本上，腎結石跟膀胱結石不會造成太明顯的腰痛。

大部份引發痛感的結石，其實是——輸尿管結石，意即腎結石掉到輸尿管時才會痛，倘若結石尚在腎臟裡面，並不會有痛覺。

此外，膀胱也會有結石，一個是從腎臟掉下來，一個則是自己長出來，不過也不會造成疼痛，只會造成頻尿，或如廁到一半，因結石卡到尿道而使尿液中斷的狀況，有時候，病人動一下，結石移開了，尿尿就排出來了。

所以，一旦遇到病人因腰痛前來就診，就要透過X光片加上超音波，甚至進一步做腎盂攝影或是電腦斷層，才能確診為輸尿管結石所造成腰痛。

進一步來說，輸尿管有三個地方比較容易卡住結石：

- **其一**：腎臟和輸尿管交接之處。輸尿管的直徑大概是〇．五公分，相對而言，腎臟比較寬，從寬到窄就容易使結石在此卡住。

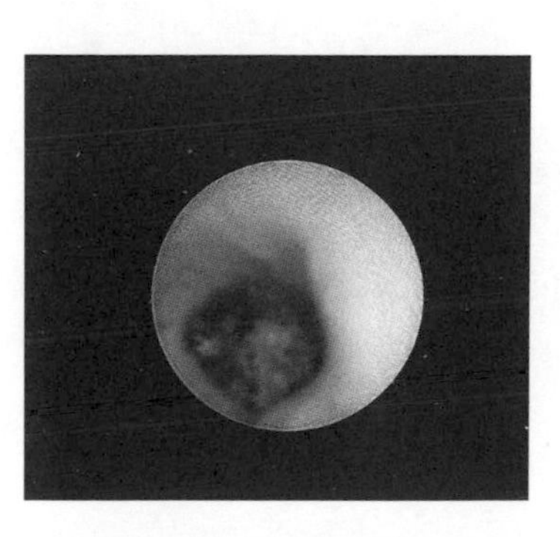

輸尿管結石內視鏡照片

・**其二**：往下到髂動脈交接之處。當輸尿管往下走，需要跨過一條髂動脈，此處為一個爬坡，因此就容易卡住。

・**其三**：輸尿管和膀胱交接之處。當輸尿管連結到膀胱，從窄到寬，同樣容易使結石在此卡住。

歸結以上重點，腎結石並不會痛，當結石掉到輸尿管，才會造成疼痛，假使患者因為疼痛前來就醫，進一步發現有腎結石，疼痛症狀多半也與腎結石無關。

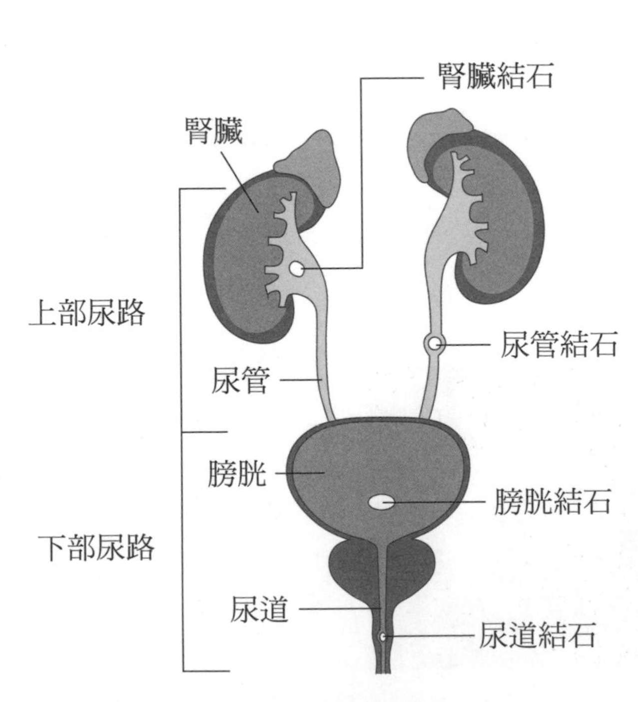

結石部位示意圖

謝醫師的
「泌」密門診

‧腎臟科、泌尿科，到底該看哪一科？

基本上，腎臟科跟泌尿科是不同的醫療科別，簡單來講，泌尿科屬於外科，如果需要動刀的疾病，就找泌尿科；相反地，不需要開刀的屬於內科，也就是腎臟科。

不過，這兩個科別就像是兄弟般，互為表裡，僅有一線之隔而已，因此，臨床上還是會依醫師診斷，來判別進行哪一部份的治療程序。

大顆結石不痛，小顆結石才痛！

「痛是一種警訊，提醒身體出現狀況了！」有些人可能怕麻煩或恐懼聽見壞消息，如果身體沒有感到疼痛，或是在日常中造成困擾，大多不會想要積極處理，然而真正「無聲」（不痛）的疾病才要令人擔心。

石頭都是「由小變大」，當小小顆的結石忽然從腎臟掉下來，卡在輸尿管，就會引發劇痛，而那些變大顆的結石掉不下來，幾乎讓人忘了它的存在。

因此，疼痛對病人而言也許是種折磨，卻是一個很好的訊號，讓人不至於延誤就醫，反倒是真正不痛的大顆結石，才是難以處理的情況。

結石的處理方式，需要評估影響人體的程度，雖然有些病人尚未感到疼痛，醫師也會建議處理。

不過，有些病人的「耐受力」極高，卡住的結石一直排不出，依然忍著痛楚，長期下來，造成結石持續變大，事後處理也會變得更加棘手。

百分之九十的結石都可以經由人體自行排出，平日盡量多喝水，就有一定成效！一般來說，結石處理原則為「把大變小」，讓病人自體排出。雖然在此過程當中，病人會感到疼痛、不舒服，卻是一個比較正常的路徑。除非無法把結石弄小，才會考慮動刀。

近年來，「體外震波碎石機」的問世，可以將結石擊碎、弄小，使病人能夠自行排出結石。臨床上，曾碰過輸尿管結石相當大顆的病患，無法運用體外碎石的方式，最後只好採取手術模式。

小顆自動，大顆助動——結石處理方式

「謝主任，以前的人是怎麼處理結石的呢？」

結石手術是近百年才發展出來的技術，醫界曾在埃及木乃伊體內發現結石情況，由此可知，結石問題存在已久，只是過去的人大都採取「順其自然」的方式，讓結石自行排出。

「不是每顆結石都得上開刀房，過去如此，如今也一樣！」回到現代社會，因結石前來求診的病人，通常會先評估結石的大小、位置，再來決定該怎麼處理，基本原則為——小顆自動，大顆助動。

因為輸尿管的直徑約有〇．五公分，假使結石只有〇．三公分，理論上可以多喝水，讓液體帶引小石頭「自己動作」，加上水流使輸尿管跟著膨脹，有時甚至是一公分大的結石也能自然排出體外。

雖然結石可能因此刮破尿道，但基本上尿液呈現無菌狀態，仍在安全的範圍內，假使

尿液裡面帶有細菌的話，就會形成泌尿道感染，此時需要合併藥物使用。

如果體內是大顆的「腎結石」，那麼就要藉由「外力助動」，一種是採取「體外震波碎石機」擊碎法，另一種就非得進行開刀手術取出，但手術通常伴隨著風險與不適，因此仍需考量病人狀況，以及腎結石的位置再行討論。

「膀胱結石」可能會有下腹不適、尿尿中斷等症狀，同樣可透過喝水自排，假使無法自然排出的話，以男性而言，就要進一步評估是否為攝護腺增生，造成尿道阻塞，或膀胱無力導致無法順利解尿，使結石無法隨之外排。

因此，除了排除結石問題之外，還得同步矯正相關致病原因，不能單只處理石頭，才能讓身體真正恢復健康狀態。

門診案例：三十六歲男性 X 右腰腹劇痛，伴隨噁心嘔吐現象

「天啊，醫師救救我！從右腰腹延伸到背部，已經痛到簡直要了我的命啊！」

這名青壯年男性，因為腰腹持續劇痛，而且痛到受不了，伴隨著噁心、嘔吐、發冷的症狀，馬上送到醫院掛急診，過程中甚至用到了嗎啡，疼痛依然無從緩解。

· 治療評估：採取手術取出結石

臨床案例中的腰部痠痛，可能不單是結石問題，也有可能是其他原因，但通常如果和姿勢改變無關，大概是內部臟器出狀況，假使改變姿勢會加劇或減輕疼痛，那麼大部份會是骨頭的毛病。

經過一系列的檢查之後，發現是右邊的輸尿管結石，因為結石卡住，因而導致他的有感疼痛。由於結石比較大顆，而且造成明顯劇烈的症狀，於是和病人討論之後，同意安排手術取出結石，果然就緩解了不適。

02

隔山打牛取石？
關於體外震波碎石法

一九八二年德國的慕尼黑大學教授喬斯（Chaussy）發明了碎石機，成了泌尿科革命性的創舉。

一旦身體發生結石現象，無法用「大量喝水」來簡單排除障礙，這時候，既然無法「順流」，那麼也許可以靠著「智取」，隔著山來打牛，體外震波碎石術於焉成立！

體外衝擊波源，震碎大石

「醫生，什麼是體外震波碎石術？」

「震波是否傷到身體呢？沒有安全疑慮嗎？」

有些患者可能有安全的顧慮，在醫師專業的評估與操作之下，基本上對於身體的傷害是極其輕微。

上面文章提及，結石處理原則為「把大變小」，這個概念很早就有了，只是過去礙於技術一直無法做到，直至一九八二年德國的慕尼黑大學教授喬斯（Chaussy）發明了碎石機，成了泌尿科革命性的創舉。

該機原理利用空間立體定位，再用電擊棒放出電震波，使電震波聚焦在結石的位置，藉由高能量波源把結石加以震碎。

當患者躺在機器上面，由機器發出衝擊波源，體內結石因此碎裂、崩解之後，大約有百分之八十的人可順利排除乾淨，是一種接近於自然的處理方式。

目前全世界已有上百家廠商在製造碎石機，已經是一個很普及化的醫療機器，也讓結石的處理變得簡單許多。

碎石機有各種機款，震波的產生分為：間歇性火花放電式、電磁式、電壓式、微爆式等，定位結石的方法，則有X光、超音波，或是兩者結合，方式可說千奇百種。

術後多喝水，幫助排出碎石

不論是傳統型或新型的碎石機，都各有長處，並非最新型機種就是最好的選擇，事實上，每一代機型皆有其特色，需要視病人狀況來挑選；另外，有些病人認為超音波定位沒有輻射疑慮，一定比X光定位為佳，然而有些時候非得採用X光，否則無法明確定位出結石位置。因此，碎石機的選擇與定位方式，必須因地制宜，與醫師進行個人化的醫療評估。

基本上，當結石經過震碎之後，病人即可自行排出結石，治療效果也不錯，台灣健保也有給付，可說是一種很好的治療方式。

只是採用體外碎石機的時候，要特別留意病人是否為易出血體質，或是正在服用抗凝血的藥物，因為碎石機常見併發症是腎臟出血，因機器能量雖然集中在碎石，但碎石周圍或多或少會受到影響，而使得腎臟周圍組織有一些出血，但大多可自行復原，無須過於擔心。

加上機型與病人的結石結構不同，有些病人在過程中可能會感到不舒服，或是術後仍有隱隱作痛的狀況，因此需要其他醫療介入輔助，或是提供麻醉藥。

總歸一句，術後多喝水，不要服用過多藥物，讓腎臟多休養，減輕負擔，大約在碎石手術一個月過後，腎臟功能即可慢慢回復。

碎石機屬於物理原理，因為跨界研究而得的醫療創舉，這也提醒了我們不論是哪種研究，只要在專業領域投入相當用心，都能夠對人、對健康、對社會產生益處。

門診案例：四十二歲女導遊 X 左腎結石預先手術取出

「謝醫師，請您幫我評估看看目前的結石情況！」

一名專業導遊，由於時常要帶團旅遊，過去就有結石發作的病史，半年前藉著休息時間，特地跑來門診一趟，進行全身性的檢查。

・治療評估：採用體外震波碎石

經過診驗結果，在左腎臟發現到一顆〇．八公分的結石，其實這個大小的結石不一定要積極處理，只是因為身為一個導遊，經常得搭飛機、照顧團員生活起居，擔心一旦結石掉下來卡住，勢必影響既定行程，更影響整體旅遊品質，造成民怨客訴，那就得不償失了！

後來，我就替她安排了體外震波碎石，藉由儀器震碎石頭，幾週後她就慢慢排出碎石，解決了心頭之患。上個月還接到她從吳哥窟寄來的風景明信片，讓我也好想跟著她一塊出遊呢！

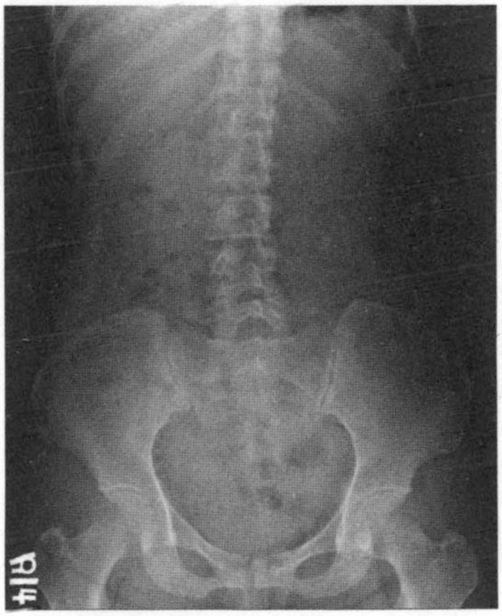

左腎結石 X 光片

03

補鈣卻變腎結石？破解飲食禁忌與迷思

「補鈣過了頭，反而造成腎臟結石？」坊間許多以訛傳訛的說法，已經造成人心惶惶。

「結石是如何生成的？」、「為何我會有結石？」、「為什麼台灣結石的比例如此之高？」許多病人都會有以上這些疑惑。「補鈣過了頭，反而造成腎臟結石？」坊間許多以訛傳訛的說法，也已經造成了人心惶惶，這卻並非事實。

鈣無辜，不要自己嚇自己！

為什麼一般人會有這樣的誤解呢？其實是因為大約百分之八十五的結石都是草酸鈣結石。

草酸鈣結石，主要是草酸跟鈣的結合，因此一般人多半認為食用過多草酸（深綠色蔬菜），以及鈣質（鈣片、牛奶等）食物有關，因而才會造成結石。

其實不然，如果我們撇除草酸食物與含鈣質食物都不吃，就會發現到，幾乎很多東西都不能吃了。因此，我要再次強調：「蔬菜和鈣質很無辜，請大家不要自己嚇自己！」

這裡提出一份資料，關於上泌尿道結石的盛行率，李瀛輝教授曾有研究調查指出，台灣的結石盛行率高達百分之九．六，等於十個人裡面大概一個人就有結石，其中男性為百分之十四．五，女性是百分之四．三。

若以此數據來看，結石與飲食的關係應該不大，否則夫妻吃一樣的東西，男性與女性的結石率，照理說不該有這麼大的落差？

由此可知，結石並非單單同時吃進某些食物而造成的結果，以結石形成的成因而論，飲食習慣佔非常低的比例。正確來講，結石與基因、體質的關聯性，反而較高。

三聚氰胺毒奶粉，喝出結石風暴？

「天啊，我的孩子還不到兩歲，怎麼會有腎結石？」一位母親驚恐地說。

二〇〇八年，中國爆發毒奶粉事件，震驚全世界，包括台灣也深受其害。

一開始，中國投機商人將含三聚氰胺的奶粉拿來製作動物飼料，外銷到歐美地區。由於服用三聚氰胺後，腎臟會產生結石，許多動物因為飲食來源只有飼料，在食用過後，自然容易產生大量結石。因為結石過大，造成腎臟功能受損，最後導致暴斃死亡。

後來，不肖商人更進一步將三聚氰胺摻入嬰幼兒奶粉當中，於是，許多未成年的嬰孩竟喝出「結石風暴」，甚至產生急性腎衰竭，讓大眾紛紛「聞奶色變」，人心惶惶。

當時內含三聚氰胺的毒奶粉滲入台灣時，不論大人、小孩都有食用，但以兩歲以下嬰幼兒為主要受害者，大約有八成民眾健康因此受到危害，其中以兩至三歲佔為百分之十七，三歲以上只有百分之〇．八，年齡越大的孩子，影響越低。

觀察以上數據可發現，高達六千多名嬰幼兒出現腎結石，主因在於小孩的腎臟功能尚未發育完成，其次嬰兒食物來源大多為奶粉（單一性），且少喝水，而年紀越大的孩子，飲食內容越多樣，三聚氰胺造成的影響相對較小。來到成人的情況，由於飲食種類多元，三聚氰胺的毒奶粉，幾乎沒有對這些人造成嚴重影響。由此可見，除非是極為偏食，攝取單一且大量的鈣質（或草酸食物），才有可能形成結石。

至於三聚氰胺到底對人體是否造成傷害，醫學上儘管無法確定，因為沒有人會去吃化工原料，也不會想進行人體實驗，但它就是不應該出現在食物之中，若以嚴謹的科學角度來談，三聚氰胺對人體的影響，則是另一個討論的範疇了。

謝醫師的
「泌」密門診

• 三聚氰胺是什麼？為何加入奶粉中？

三聚氰胺（Melamine），白色單斜晶體，幾乎無味，俗稱「密胺」、「蛋白精」、「蜜胺」，是一種三嗪類含氮雜環有機化合物，被用作化工原料。三聚氰胺製成的樹脂，進行加熱分解時，釋放出大量氮氣，可用作阻燃劑、防水劑、甲醛清潔劑等，並非食用成分。

那麼，為什麼會發生三聚氰胺事件？原因要從檢定奶粉說起。

一般檢視奶粉的營養是否足夠，主要以所含蛋白質含量而定。實務上，並不會真的檢驗奶粉中的蛋白質含量，而是藉由測定奶粉中的「總含氮量」來推估。於是，這就給了不肖商人一個想法，三聚氰胺內含很多氮，為了提高奶粉蛋白質含量的數據，將三聚氰胺粉末摻入奶粉當中，而提高奶粉營養素的檢驗值，卻罔顧造成人體的諸多危害，實在要不得。

多喝水沒事，均衡飲食是王道

從三聚氰胺的事件爆發開來，可知「服用量」才是關鍵，單一且大量的攝取某種食物，才有可能造成結石的形成，結石成因仍以體質與基因為主。

因此，只要平日多喝水，就可以有效降低結石的形成機率！

至於如何判別喝水量足夠與否，一般認為每人每天攝取兩千毫升的水便足夠，但其實不夠客觀，有些人在炎熱的環境下工作，大量流汗，兩千毫升的攝取量根本不夠，有些人在冷氣房工作，兩千毫升又可能太多。

最簡單且較好的方式，可從小便顏色來進一步檢視，淡黃色接近透明，就表示水量攝取足夠了。

如果害怕結石形成，在生活中避免攝取鈣片或含鈣食物，如牛奶、豆腐、小魚乾等，或是遠離草酸類食物，如深色蔬菜等，反而對預防結石的效果不大，假使體內因此缺乏鈣質與深色蔬菜（纖維質），反而不利身體健康，可說得不償失。

「謝醫師，是否避免結石產生的建議？」病人老會這麼問。

「多喝水沒事，平日均衡飲食就是王道！」我通常一貫地答。

日常中，維持均衡飲食、減少動物蛋白、動物性脂肪，減少鹽分的過多攝取，才是避免結石產生的方式，其中鹽分是讓結石結晶的主要成分，不可不慎！

再者，體重控制也是重要的一環，體重越重，越容易長結石；最後則是多運動，不限於何種形式，因為研究發現長期臥床的病人，結石發生率高出一般人許多。

雖然我們無法百分百避免結石的產生，但即使生成了結石，只要多活動、多喝水，維持良好作息與均衡營養攝取，在結石尚且微小的時候，仍舊可由人體自行排出體外，不會對人體造成影響，所以，也就毋需多慮了！

門診案例：四十八歲男性 X 結石病史尋求預防方式

「謝醫生，我先生發生結石很多次了，這次再度結石發作，是不是我煮的菜有問題啊？」一位焦急的太太，滿臉藏不住歉疚。

「難道妳煮給先生吃的，和妳自己吃的，是不一樣的兩道菜嗎？」由於結石和飲食的關係很低，於是直接反問她。

其實，你們都誤會了，既然飲食相同，那麼先生得到結石，太太卻沒有，就表示結石與食物無高度關聯性，大部份還是出在先生的體質，所以不用太過自責。

・治療評估：預防結石，養成多喝水，均衡飲食

「那麼，我可以吃鈣片嗎？」先生不放心地再次詢問。

一般人補充鈣片並沒有問題，鈣片和結石生也沒有正相關。此外，一般鈣片的劑量還是偏低，如果真的吃太多，那個量基本上需要相當驚人，除非一次把一整罐都吃下去，否則吃鈣片並不會產生結石。

不管是什麼營養素，進到了體內，身體自然會維持一種恆定的狀況，假使鈣離子太多，也會自體排掉。除非是在排鈣的過程中，體內的其他機制出現障礙，才會產生結石，並非由於鈣的攝取或排出所造成結石。

聽完了我的解釋之後，這對夫妻於是安心許多，也終於相視而笑了。

04 鳥糞結石、鹿角狀結石 切勿輕縱的奪命石

原本不痛不癢的小碎石，由於沒有症狀，從腎臟壁上慢慢沉積，導致最後堆疊成為一座「巨石陣」……

鳥糞石，細菌感染引致

鳥糞結石是一種相當特別的結石，學名為磷酸銨鎂結石，正因磷酸銨鎂跟鳥糞的主要成分相似，因此得名。此外，這種結石並不限於人體，也常見於貓狗之中，生成原因大多是細菌感染所致。

一開始形成的鳥糞結石，有著鬆散的結構，並不會造成人體阻塞，病人多半沒有感受到任何徵兆，甚至最後越長越大顆，造成堵塞了，病人仍舊不一定有感。

因此，在醫療不發達的年代，鳥糞結石的死亡率竟然高達三成，加上鳥糞結石到了後期，還會導致病人嚴重感染、腎臟壞死等。過去多半是採剖腹手術取出結石，如今已可使

用腎臟鏡取石手術。目前更可合併體外碎石的「三明治療法」，用腎臟鏡取出大部份的結石，剩下的再以體外碎石機進行震波擊碎，使它自行排出體外，分兩階段清除乾淨。

儘管鳥糞結石難以被察覺，幾乎沒有明顯症狀，還是可以透過小便篩驗，假使發現白血球指數異常，出現膿尿現象，評估有泌尿道感染，則能進一步搭配超音波檢視，確認是否有該病症。

鹿角狀結石，不痛的未爆彈！

「醫師，最近一直發生血尿，腰部也劇烈疼痛，我到底怎麼了？」一名中午婦女扶著腰背來到診間，面容扭曲，相當為難的坐下來。

「根據檢驗報告，妳的左腎已經長滿了結石！若是再延誤下去，可能以後都要洗腎了！」我略為嚴肅的告訴她。

結石病人之中，大約有一成就是鳥糞結石，由於是細菌感染所致，因而不會觸發疼痛，若是

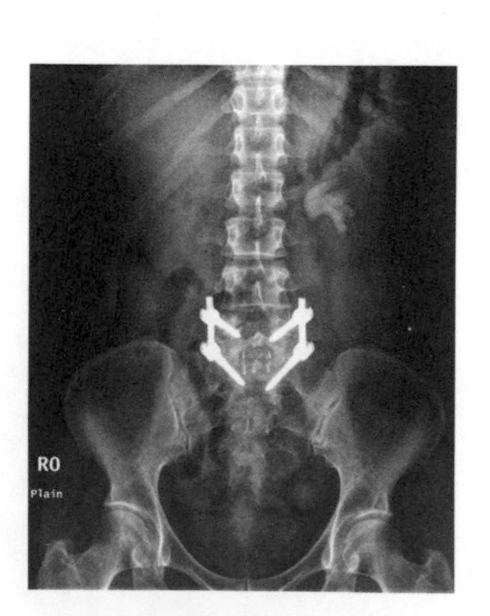

鹿角狀結石 X 光片

不被發現，最終可能會像鹿角一般，充斥在整個腎臟，形成很大顆的結石，由於外觀看起來就像是鹿角或是鐘乳石，又被稱作「鹿角狀結石」。

好發於四十至五十歲的「鹿角狀結石」，基本上是因為體質關係，一般沒有任何症狀、不會疼痛，由於是慢慢地長大，無形中讓人習慣，等到長滿了整個腎臟之後，病人可能在哪一天不小心因為別的問題，到醫院或診所照了一張X光或是超音波，才意外發現原來身體裡面已經長了這麼大的石頭。

原本不痛不癢的小碎石，由於沒有症狀，從腎臟壁上慢慢沉積，導致最後成為一座「巨石陣」！然而，腎臟功能與此同時會慢慢地惡化，加上反反覆覆的感染，將導致腎臟壞死，更有致死風險，因此鹿角狀結石非盡速處理不可。

「天啊，我的身體上竟然長了這麼多的結石！」當醫生藉由手術幫病人取出石頭後，病人通常會一臉不可置信的表情。

不過，疾病並非一朝一夕所致，因此，千萬別輕忽身體微小的警訊，針對時常流汗、少喝水、少運動，以及嗜吃高油、高鹽、高糖的高風險族群，一定要做好定期檢查，時刻留意小便狀況。

若是警覺到腰部疼痛、腎臟異狀，就得趕快尋求醫師的診治，以免讓小結石蔓延成巨石陣，成了擊垮健康的大障礙。

門診案例：五十四歲婦女X因健檢意外發現鹿角狀結石

一名中年婦女，因一場健檢中發現糖尿病，但由於這些年都沒再做過健康檢查，所以對自己的身體情況也不很清楚。

・治療評估：開刀取出結石

只是確診為糖尿病之後，又發現小便檢查並不正常，進一步的檢查之下，竟然發現她的右側腎臟有一個很大的鹿角狀結石。由於她過去有頻繁的泌尿道感染，可以推測應該與結石有關。

接下來，討論到需要先解除感染危機，再來處理結石，評估以腎造口取石術清除結石，最後把腎造口關閉。開完刀之後，她果然感覺身體輕鬆許多，泌尿道也不再反覆感染，更因此挽救了腎臟功能，走向康復之道。

05 一定要兵戎相見嗎？結石也能和平共處

安全作法就是定期一年回院追蹤一次。只要有定期監測的結石，問題都不會太大，最害怕是完全忽略不理，導致問題出現仍不自知……

「醫師，上次檢查出我有腎結石，到底該不該治療打掉？」

如果腎結石還很小顆，不會影響到腎臟功能，其實可以不需要處理，只需要多喝水，定期追蹤即可。

定期追蹤，與結石共處之道

小顆石頭可以不理它，若是部份結石可能稍微大了一些，經過一連串的追蹤，若沒有明顯造成症狀，也不一定得要積極處理，亦可跟結石和平相處，重點是「追蹤」，只要它不要變大，對於健康造成危害。

此外，有些結石並不容易處理，或是處理所付出的代價太大，通常建議先追蹤看看，例如長在腎臟下緣，想要使用體外震波碎石機，碎石可能難以通過輸尿管的坡度；或是結石質地相當堅固，碎石機也打不碎，還得打一個洞進腎臟將石頭取出，如此一來，工程過於浩大，還可能併發其他後遺症。

所以，假使結石沒有對生活造成不便，或是顯現惱人症狀，基本上可以定期追蹤即可，只要結石沒有繼續變大，衍生其他問題，就沒有關係。

雖然醫學文獻曾指出，結石在體內的時間越久，有可能造成周圍組織變質，進而形成腫瘤，但總體說來機率仍偏低，所以定期追蹤就更為重要了。

如果發現結石並不打算處理，或是經醫師評估可暫時無須處理，安全作法就是定期一年回院追蹤一次。只要有定期監測的結石，問題都不會太大，最害怕是完全忽略不理，導致問題出現仍不自知。

切勿聽信偏方，回歸良好生活作息

「謝主任，我聽說有一種神奇藥水，可以融化結石，不用開刀耶！」一名患者在診間對我說。

「小心！誤信偏方將導致病情加重。」我戒慎恐懼地告訴他。

世上沒有融化結石的藥物，千萬不要聽信偏方。你想想看，連結石這麼堅硬的物質都可以融化，難道腎臟、血管等器官組織，還可以完好如初、不受影響嗎？更別說藥物吃下去，一路經過牙齒、舌頭、食道，怎可能相安無事呢？現今偽科學當道，聽到這些毫無道理可言的說法，仍舊需要三思而後動。

「醫師，那麼多喝啤酒可以預防結石嗎？」其實這跟多喝水的原理一樣，只是水無色無味，啤酒可能比較好入喉。所以一般人可以大量喝下啤酒、飲料，卻不見得願意多喝水。

然而，當水或其他液體進入體內，經由胃的消化吸收，再流經腎臟，終端的產物都是尿液，效果皆是相同。多喝水，確實對人體有益，有助小顆結石的自體排出，反倒飲酒過量，反對肝臟、腎臟都是極大的負擔。

總歸來說，只要把握結石預防的重點：均衡飲食、多喝水，別吃重鹹、體重控制，同時多運動，才是最佳方式。

這些建議也許聽起來像是老生常談，但大多病人通常在發病後遵從半年，隨後又恢復原來的生活模式，如此對健康是沒有益處，反倒讓疾病再度找上門。許多疾病與生活習慣密不可分，若是希望找回身體的健康狀態，就得改變生活習慣。預防疾病沒有百分百，但只要盡力做到風險控管，把風險降到最低，至少就不容易讓身體產生病變。

對抗結石，並非一定要兵戎相見，同樣地，戰勝惡習，才能創造更大的幸福。

門診案例：六十七歲中年婦女X採自然方式排出結石

一位中年婦女，因兒女相當孝順，特別幫她安排了健康檢查。然而，進行超音波檢查的過程中，意外發現左邊腎臟有〇．四公分的結石，而且還不只一顆，密密麻麻的盤據著。

・治療評估：多喝水，讓結石自然排出

家屬為此相當擔心，特別帶著媽媽來門診詢問，經過進一步檢視之後，發現仍是很小顆的結石，同時評估〇．四公分的結石，其實有機會自己排出來，請兒女們不必過度焦慮，也讓媽媽安心。

臨床上，一般檢驗出這類型的石頭，通常就會建議病患只需多喝水、並且觀察是否繼續變大，不一定要立刻處理，對於生活並不會造成困擾的話，其實是沒有什麼關係。

假使是一位常常需要出國的人，或是特殊的職業別，例如導遊、領隊、駐外人員等，就會建議進一步處理，如果不是的話，就靜待觀察即可，與之和平共處，也是一個不錯的方式。

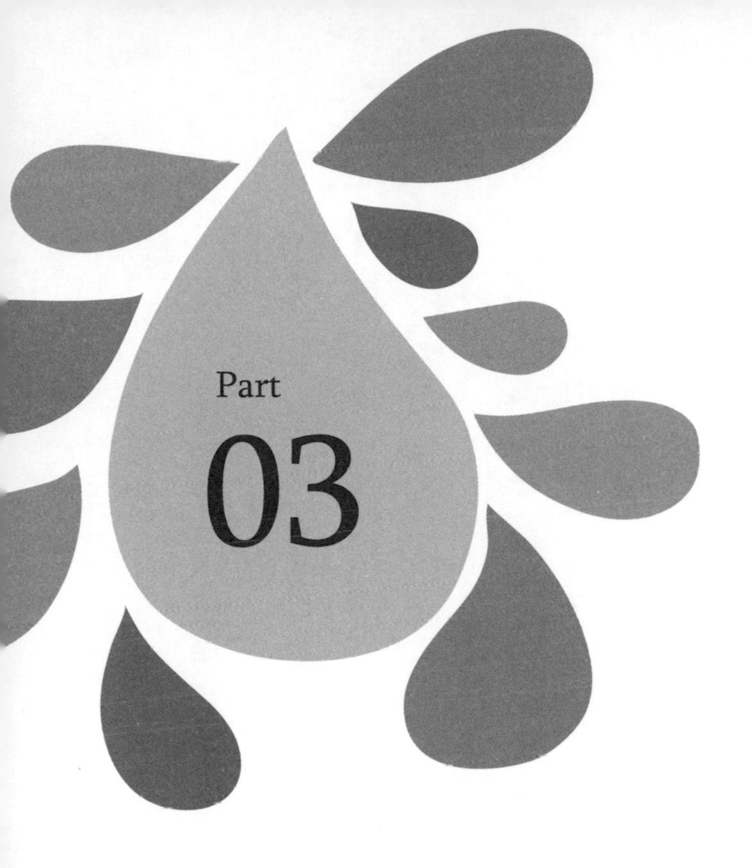

「男」言之隱——攝護腺肥大竟是男人長壽病！

攝護腺，男人得天獨厚的器官，大小有如一個栗子或核桃形狀，男性的尿液經由膀胱排出時，自然經過攝護腺。因此，一旦攝護腺往尿道管路裡面增大，就會擠壓到尿道，造成排尿不順；若是往上增大，則會頂到膀胱，導致膀胱的衍生問題與症狀。

舉凡男性頻尿、夜尿、卡尿、急尿、殘尿等排尿大小事，都與肥大的攝護腺脫不了關係……

01 攝護腺大小不是問題？排尿正常就沒關係！

因攝護腺肥大而產生困擾，可說是男性才有的問題！舉凡男性頻尿、夜尿、卡尿、急尿、殘尿等排尿大小事，都與肥大的攝護腺拖不了關係……

「謝醫師，我最近好像尿不太出來耶，就算尿出來了，總覺得尿不乾淨……」一名年約六十多歲的退休教官，由妻子陪同到診間，有些不好意思地說著。

「小心，這可能是攝護腺肥大，造成排尿不順、尿液滯留等症狀，還需要進一步檢查！」同時請他不要過度擔心。

攝護腺增生，男性專屬的困擾！

攝護腺（Prostate）是男性才有的器官，又稱前列腺，屬於外分泌腺，大小有如一個栗子或核桃形狀，位於骨盆腔的底部，也就是膀胱下，尿道上（膀胱跟尿道相接處）；恥骨後，直腸前（恥骨與直腸的中間），正常攝護腺體積約在二十立方公分，重約二十公克。

男性的尿液經由膀胱排出時，自然經過攝護腺，因此，一旦攝護腺往尿道管路裡面增大，就會擠壓到尿道，造成排尿不順；若是往上增大，則會頂到膀胱，導致膀胱的衍生問題與症狀。

「所以一旦攝護腺增大，就會產生如廁問題嗎？」許多病人在診間都會問。

答案卻是不一定，假如，攝護腺是往外增大，對於人體尿道的管路，將一點影響也沒有，因此，也就無需進一步治療，只要定期觀察即可。

攝護腺主要分泌並儲存攝護腺液，當男性射精時，其中有百分之七十的物質都由攝護腺而來，主要作用是保護精液裡的精蟲，使之順利與卵子結合，提高受孕機率。

根據統計，四十歲以後的男性，攝護腺就會開始增生，屬於一種正常的現象。

這裡首先要釐清一個觀念，攝護腺必然會增生，但增生不是重點，是否造成症狀才是關鍵，如果沒有任何症狀，就算攝護腺增生也不會有任何影響；若是出現症狀，就算攝護腺不增生，也會有問題，就要趕緊就醫，進一步治療。

問題不在大小，而在有無症狀！

「醫師，我的攝護腺是不是變大了？」病人憂心忡忡地問。

「問題不在大小，而是是否症狀！」我解釋著。

當病人出現問題來到診間，通常都會非常關心自身的攝護腺體積，但醫師檢查重點並不是體積，而是評估是否相關症狀。

「攝護腺增生」是病理解剖的名稱，經由顯微鏡的檢視之下，可以看到攝護腺細胞變多、變大，臨床上又叫作「攝護腺肥大」。

因攝護腺增生而產生困擾，可說是男性才有的問題！舉凡男性頻尿、夜尿、卡尿、急尿、殘尿等排尿大小事，都與肥大的攝護腺脫不了關係……

當民眾因為以上問題前來求診，醫師不只檢查攝護腺有無體積上的增加，重點還是會放在：一、是否

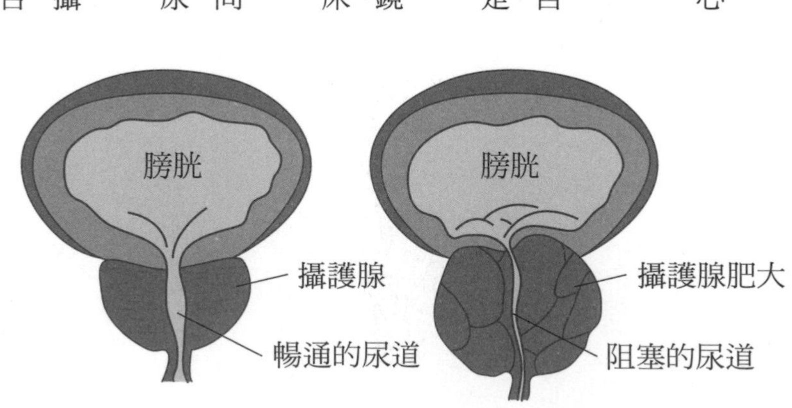

攝護腺示意圖

造成症狀、困擾？二、是否已有癌病變？

假使病人已經出現症狀，那麼勢必就要趕快處理，其中殘餘尿太多，則列為首要處理重點。

殘餘尿過多，意謂著病人每次解尿並不多，進而造成頻尿現象。除此之外，尿液雖然無菌，但不斷地累積，細菌就容易在膀胱滋生，進一步導致疾病，同時影響膀胱容量，甚至造成膀胱結石。

五十歲以上男性發生泌尿道問題，其實是相當常見的一件事，因為年紀增加，攝護腺自然增生而造成一些症狀，大抵屬於合理範圍。

不過，相同程度的症狀，對於不同的人，所造成困擾程度也不盡相同，例如一位農夫和一位大企業家都有頻尿困擾，農夫每天在田間務農，隨時就可以找到地方小解，但大企業家忙於會議與公務，沒有辦法一直跑廁所，相較之下，頻尿對大企業家的影響可說更甚。

因此，評估治療層面上，通常會根據每個人不同狀況與背景，給予不同的治療策略。有些人可能需要很積極的處理，有些人則可以與症狀和平共處，如何評估，都需要醫生與病人充分討論。

殘餘尿太多，小心膀胱代償性增厚

「醫師，攝護腺肥大是不是小便速度變慢的原因？」

「我的頻尿症狀，是否因為攝護腺有問題？」

許多民眾可能發現到尿流速變慢，或是頻尿等症狀，擔憂攝護腺出了毛病，然而，這些都與攝護腺增生沒有強烈相關性！

根據臨床觀察，有些罹患攝護腺增生的民眾，小便速度（尿流速）依舊很快，因為並沒有擠壓到尿道，所以不會造成排尿的問題。不過，有些人的小便速度很快，卻有頻尿症狀。

事實上，症狀評估仍要回到病人的主觀感受，有些症狀並不會造成病人的困擾，若是硬要治療反而不合情理；反之，也有些病人因害怕治療而謊稱困擾程度，所以需要依賴醫師與病人的充分溝通。

既然要求診，病人應該正確揭露自身情況，醫師才能做出最有利的判斷，因此，臨床上也會提供量表讓病人填答，例如：國際攝護腺症狀評分表（IPSS, International Prostate Symptom Score，此表單請參閱附錄），再根據結果進一步綜合判斷。

假使攝護腺體積慢慢地增大，壓迫到尿道，造成膀胱需要經常性用力，才能正常如廁，長期下來將使肌肉增厚，進而產生代償性變化，接著就會出現膀胱無力，加重排尿困難的情況。

一旦攝護腺增生堵住了尿道，導致殘餘尿太多，就得盡快就醫治療，不要等到影響到膀胱，造成膀胱肌肉疲乏，此時再回頭移除攝護腺阻塞的部份，效果也會非常有限，可能依然無法正常解尿。

若是單單只看解尿速度的數據，無法區分是否為膀胱增厚的代償，這時可以透過儀器進行「尿流速檢查」，藉由解尿過程的圖形顯示，幫助判斷膀胱是否有阻塞情形。

所以，建議男性達到達一定年齡之後，需要定期追蹤攝護腺狀況，簡單做個超音波、尿流速檢查，評估殘餘尿量的多寡，以預防疾病產生。

正常人的尿流速圖

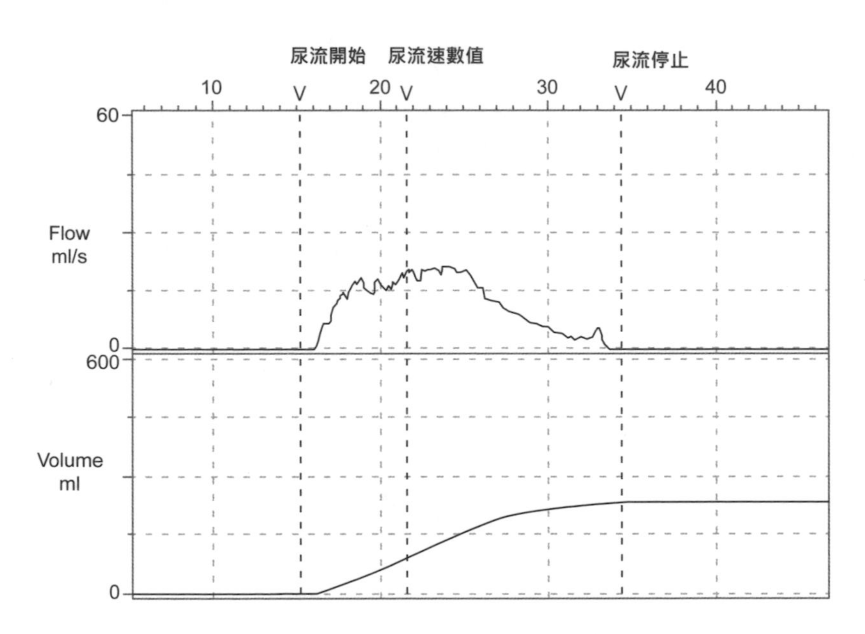

尿流速摘要值

最大尿流速：	21.2	ml/s
平均尿流速：	12.5	ml/s
解尿時間：	19.2	mm:ss.S
尿流時間：	18.4	mm:ss.S
到達最大尿流速的時間：	6.5	mm:ss.S
解尿量：	230.0	ml
二秒內的尿流速：	10.5	ml/s
加速度：	3.2	ml/s/s
VOID：	21/230/0	

餘尿量：　______0　ml

解尿慢且斷斷續續的尿流速圖

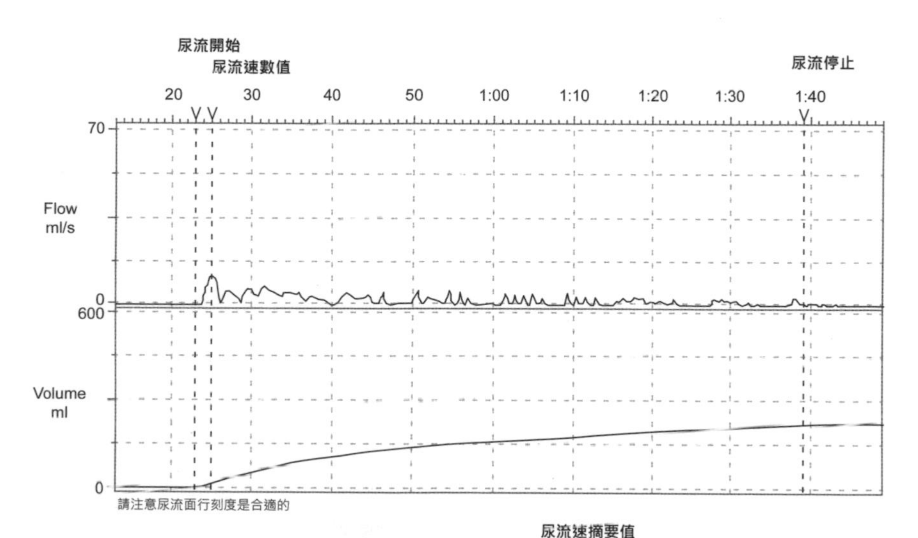

	尿流速摘要值	
最大尿流速：	11.7	ml/s
平均尿流速：	6.4	ml/s
解尿時間：	1:16.3	mm:ss.S
尿流時間：	33.6	mm:ss.S
到達最大尿流速的時間：	2.2	mm:ss.S
解尿量：	216.8	ml
二秒內的尿流速：	11.4	ml/s
加速度：	5.3	ml/s/s
VOID：	11/220/30	
餘尿量：	30	ml

解尿慢的尿流速圖

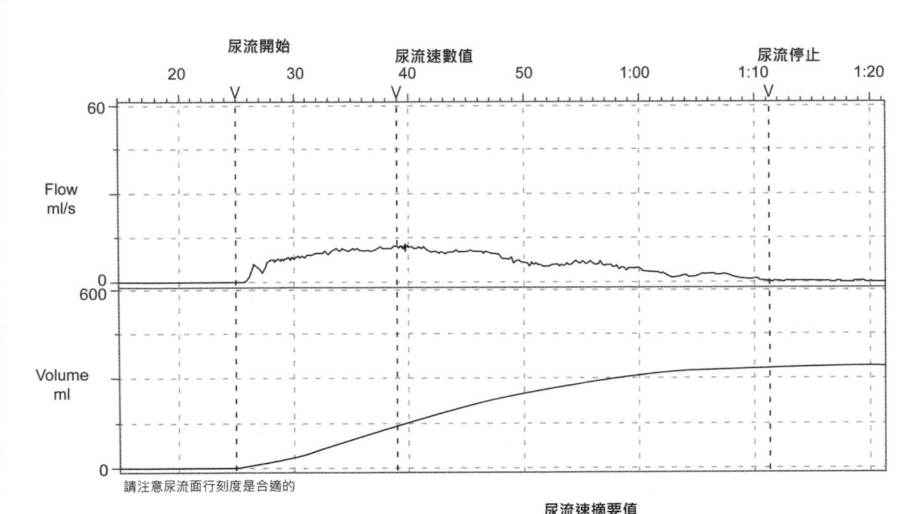

尿流速摘要值

最大尿流速：	13.2	ml/s
平均尿流速：	7.3	ml/s
解尿時間：	46.3	mm:ss.S
尿流時間：	45.5	mm:ss.S
到達最大尿流速的時間：	13.9	mm:ss.S
解尿量：	336.6	ml
二秒內的尿流速：	4.6	ml/s
加速度：	0.9	ml/s/s
VOID：	13/340/0	
餘尿量：	______0	ml

門診案例：五十四歲中年主管X不需處理的攝護腺肥大情況

一名中年男性，平常並沒有解尿問題，在一次健康檢查的過程，照了張超音波，竟發現他的攝護腺體積有三十六公克，屬於攝護腺肥大的狀況。

就一般認定，攝護腺體積大約在二十公克屬於正常大小，雖然相對比較大一些，並沒有帶來任何排尿困擾。

‧治療評估：定期回診追蹤觀察

所以，我告訴他：「王大哥，你這樣沒有關係，只需要定期回來檢查就好了！」他才鬆了一口氣。

臨床上，類似這樣單純的攝護腺體積變大，又沒有衍生症狀的案例，其實還不少。沒有壓迫到尿道的攝護腺增生，假使沒有對尿道造成阻塞、解尿沒有問題，病人就不用太過擔心，這類患者不需要做任何處置，只要再觀察即可！

02 夜尿頻頻不能眠，惱人的攝護腺發炎！

根據臨床上評估，很多人在工作壓力很大的時候，攝護腺問題就浮現了，造成生活上的不適，基本上與情緒、工作壓力、體質敏感脫不了關係。

某間醫院的候診室，一名中年大嬸問坐在隔壁的大叔：「請問一下，社戶縣是哪個地方？離這遠不遠？」大叔搖搖頭：「沒聽過這個縣，妳問這幹啥？」大娘悄悄地說：「偷偷告訴你，可別告訴別人喔！剛才去上廁所，無意中聽到前面診間的醫生小聲的告訴病人，社戶縣有發鹽喔！現在時機這麼不好，我想去領點鹽回來加減用！」其實，此「炎」非比「鹽」，網路笑話正好提醒我們多多關心自身身體狀況。

攝護腺發炎，依種類施治

「醫師，我來找你『發鹽』了！」一名聽過此網路故事的中年大哥，來到診間不免自嘲一般。

「怎麼了？這次又是哪裡感到不舒服？」我緩緩地問。

「最近老是頻尿、尿急，伴隨鼠蹊部疼痛，除此之外，夜裡經常因為尿急起床好幾次，都沒辦法睡好了！」他表情一下子猙獰起來，彷彿要不到鹽，感到異常痛苦。

「沒事的，這些都是攝護腺發炎的症狀，讓我進一步好好檢查……」

成年男性最常見的泌尿道疾病，就屬攝護腺發炎了。若是平日自覺有頻尿、急尿、夜尿，或解尿時力道變小、流速變慢，或如廁後仍有餘滴，甚至解不出尿來，都要進一步尋求醫師檢查，留意是否為攝護腺的衍生問題！

關於攝護腺發炎，大致可以分為以下四類：急性細菌性攝護腺炎、慢性細菌性攝護腺炎、無症狀攝護腺炎、慢性非細菌性攝護腺炎。

．急、慢性細菌性攝護腺炎

顧名思義，屬於細菌感染之後的攝護腺發炎，通常會造成病人的疼痛與不適，在急性期會合併發燒、排尿困難等症狀。然而，病人在得到適當的治療後，都會痊癒。

不過，有些人可能治療並不完全，或是感染的細菌具有抗藥性，病人可能因此從急性轉成慢性，演變成為慢性發炎狀態，造成下腹鼠蹊部經常感到悶悶不適，無法恢復正常狀態，此時就需要進行長期的抗生素治療。

．無症狀攝護腺炎

所謂的無症狀，通常是醫師在幫病人做手術或切片時，意外在攝護腺組織發現到發炎細胞。然而，這個發炎反應成因不明，亦沒有看到細菌與其他病原菌，加上又無症狀，所以無須處理，不必太過擔心，只需定期追蹤觀察即可。

慢性非細菌性攝護腺發炎，需長期抗戰

最難處理的攝護腺發炎，當屬慢性非細菌性發炎！

此病症的棘手之處，在於它的真正成因不明，加上病情反反覆覆，很難完全痊癒。病人經過一段時間治療之後，症狀好似完全消失了，然而再過了一段時間，症狀竟又再度發生，除了先前提及的尿頻、尿急、尿緩、尿阻之外，還包括會陰部、骨盆深處、睪丸到鼠蹊部的有感疼痛。

根據臨床上評估，很多人在工作壓力很大的時候，攝護腺問題就浮現了，造成生活上

的不適，基本上與情緒、工作壓力、體質敏感脫不了關係，此外，喝酒、嗜吃辛辣、刺激的食物，也會引起程度不一的發炎情況。

此外，近年風行單車運動，因為坐墊太小，造成不少人有攝護腺發炎的問題，若本身已有這方面的困擾，就不宜從事單車運動。

因此，一旦染患慢性非細菌性攝護腺發炎，通常需要長期抗戰，通常以物理治療為主，使病人的骨盆腔底的肌肉能夠放鬆。平日建議溫水坐浴，或是泡湯、泡澡，同時做一些攝護腺的按摩（需由醫生協助，可於門診時處理）、會陰底部的按摩等。

醫生也會提供一些抗生素藥物、交感神經的阻斷劑、肌肉鬆弛劑合併治療，進而減少骨盆腔底肌肉的收縮，控制發炎程度，改善病人的情況。

當中只有極少數病人需要進行手術，近年來，衛福部已經核准通過使用「低能量體外震波」，治療攝護腺發炎的狀況，和擊碎結石的體外震波有相同的原理，但目前是自費療程，由醫師和患者共同討論治療面向，以便遠離症狀帶來的困擾，讓生活回歸輕鬆與美好。

門診案例：四十六歲建商X因壓力導致攝護腺發炎

「醫師，我的小弟弟好痛啊！」一個建商大哥跑來診間，摀著嘴巴，似乎可以感受到他的疼痛！

他是一位少年得志的建商，過去都在建地監工，同時也要招呼廠商、客戶應酬討論，因此年紀輕輕就經營一家建設公司，只是長年下來，他慢慢發現，過去可能常短時間感到下腹、會陰和陰囊不太舒服，這幾個月以來，症狀卻加劇，特別是當他在推新的建案時，他的不舒服跟著壓力直線飆升，有時候還要吞上好幾顆止痛藥，但是等到案子順利完售之後，症狀卻又自然地緩解了。

‧治療評估：避免不良習慣，調適身心壓力

整體評估之後，確診為慢性非細菌性攝護腺發炎的症狀，同時他的病情與情緒、壓力產生連結，因此，評估在他壓力比較大的時候，提供一些交感神經的阻斷劑、肌肉鬆弛劑，減少骨盆腔底肌肉的收縮，同時遠離菸、酒、熬夜等不良習慣，平時多喝水、不憋尿。

「當壓力減輕時，症狀自然就會好轉了！」臨行前，我再度叮嚀。過了幾個禮拜之後，再度回診，這次看他一臉輕鬆、精神奕奕地走進診間，就知道惱人的下半身毛病已經有了緩解，我也很開心他能再度找回健康！

03 吃藥好？開刀好？攝護腺增生的治療評估

「太監不會有攝護腺增生問題？」攝護腺作為男人獨有的器官，當攝護腺發生肥大現象，自然與雄性荷爾蒙、年紀、飲食、基因息息相關，除非把睪丸拿掉，不然攝護腺就是會持續增生！

攝護腺作為男人獨有的器官，當攝護腺發生肥大現象，自然與雄性荷爾蒙、年紀、飲食、基因息息相關，除非把睪丸拿掉，不然攝護腺就是會持續增生！

因此，古代深宮後院裡的太監們，或是患有兩側隱睪症合併睪丸萎縮、纖維化的患者，自然不會有攝護腺增生的困擾……

藥物治療，改善如廁困擾

「太監不會有攝護腺增生問題？」

沒錯！此外，當男性年齡到達七十歲以後，攝護腺增生的速度將越趨減緩，「人生七十古來稀」，換言之，熬過七十歲後，自然問題也就不大了。

舉例來說，四十歲左右，攝護腺可能是二十公克（一般正常大小），到了五十歲，增生到四十公克，等於增長了一倍，一直到七十歲，可能已經變成八十公克，但到了八十歲，它可能變成八十二、八十五公克，因此相對七十歲而言，陸續增加的百分比並沒有拉大。

關於攝護腺增生的治療方式，可以藉由追蹤觀察、藥物治療、手術治療等。當病人屬於輕度症狀，或是中重度，但沒有引發併發症，造成日常生活太大的影響或不便，加上病人不想吃藥，依然可以只是追蹤觀察。假使病人覺得症狀影響到日常生活，就可以進行藥物治療。

針對治療攝護腺增生的藥物，大致有兩類：

．第一類：抑制男性荷爾蒙轉換的藥物

此類為抑制男性荷爾蒙轉換的一種物質，在於使其不要轉換成刺激攝護腺增生的型態，在台灣有波斯卡及適尿通（AVODART）兩種藥名，劑量大，可使攝護腺縮小，劑量小，可用於雄性禿治療。

其中，波斯卡（Proscar）五毫克用以抑制攝護腺肥大，柔沛（Propecia）則是一毫克（兩種雖成分相同，劑量卻不同）。因此，假使服用波斯卡五毫克，既可以解決攝護腺肥大，又可以解決雄性禿問題。不過，健保有一定的給付規範，可再評估採用何種藥物。

・第二類：抑制甲型交感神經的藥物

此類用以抑制甲型交感神經，使用劑量大約十毫米汞柱，可讓攝護腺達到放鬆狀態，增加膀胱收縮力量，進而使排尿順暢，副作用為血壓會稍微下降。

基本上，大部份不會有特別的不良影響，只是有些人天生就有低血壓的情況，可能需要特別留意。

這兩類藥物都是針對攝護腺所引起的阻塞症狀，進行緩解，若是有其他非阻塞問題，例如頻尿、夜尿等，可以評估合併其他藥物治療，以便同時改善攝護腺與其他排尿困擾。

手術與否，因人而異

「我應該保守治療？還是外科手術？到底哪一種比較好？」

「醫師，如果確定罹患攝護腺肥大，並且顯現相關症狀，開刀是否就能一勞永逸？」

「是不是要尋求泌尿科名醫，才能真正遠離攝護腺困擾？」

攝護腺疾病的治療方式，選擇追蹤、吃藥、開刀，各有各的評估，完全因人而異，並非一定要尋求名醫。過程中，需要和主治醫師好好討論，良好的溝通才是診間的重點，即你講的話，醫師聽得懂；醫師講的話，你也聽得懂，這樣就是你的好醫師，也才能夠找出適合自己的治療方式。

一般來說，透過藥物治療大多能獲得良好的效果，但遇到以下幾種狀況，病人最終不免還是會走向手術一途：

- **第一**：頑固性的尿滯留，病人經常性尿不出來。
- **第二**：良性的攝護腺肥大合併膀胱結石，因為殘餘尿太多，導致膀胱長結石，起因於攝護腺增生所致。
- **第三**：殘餘尿太多，造成反覆泌尿道感染。
- **第四**：攝護腺增生，造成血管變粗易破裂、流血，出現反覆性的血尿。
- **第五**：衍生阻塞性腎病變，無法順利解尿，尿液從膀胱往上逆流到腎臟，嚴重時引發尿毒症。

由於中南部患者的耐受性高，導致就醫時間有所延誤，因此更為容易引發此類狀況，因尿液上逆流所引起的尿毒症，不一定會使病人發燒，仍會造成急喘、腎功能受損。

除此之外，有些病人可能抗拒吃藥，服藥後產生低血壓、頭暈、不適等嚴重副作用，或是藥物治療無法有效改善症狀，病情依舊持續惡化，最後只好選擇手術一途。

基本上，不管選擇吃藥或開刀，只要找到「溝通無礙」的醫師，從病前諮詢、治療中觀察、術後追蹤，就能盡早恢復正常的排尿功能，甩開滴滴答答的煩惱！

門診案例：六十四歲中年男性 X 想以手術解決夜尿頻頻的困擾

「醫師，我已經好幾個禮拜沒有睡好了！」

一名中年男性，因為解尿不順、夜尿擾夢，晚上經常得起床兩、三次，導致雙眼黑眼圈，上班也感到精神不濟，對此十分頭痛。

於是，他向公司請了一天假，特地前往醫院進行檢查，結果確認這些症狀與攝護腺增生有很大關聯性。

「像我這種情況，可以直接手術嗎？」由於病人急著解決眼前棘手的問題，因此詢問是否直接開刀比較好。

・治療評估：採用藥物治療

「你要不要試試看服用藥物呢？」聽了他的需求，我進一步仔細分析給他聽，其實目前有很多種治療方式。因為之前還沒嘗試用藥，請他可以試著考慮藥物治療，如果效果不好，再來考慮開刀也不遲。

雖然抱持著一絲疑惑，他仍先帶了藥物回家，兩週後，他再度來到診間，熊貓眼已經慢慢淡掉了，氣色也明顯變好，他才說：「醫師，謝謝你建議的方式，晚上終於可以一覺到天亮了！」

關於攝護腺的治療評估，雖然直接開刀也是一種作法，如果病人能夠明白還有其他不錯的選擇，也許就不用多挨一刀，照樣找回健康的身體。

如同前述，每個人的症狀都不相同，治療方式自然不會一樣，都需要經過專業醫師的診斷與評估喔！

04 天啊，我竟然尿不出來！尿滯留造成腎功能損壞

當腎臟不再生產尿液，身體的毒素就無法往外排出，腎臟就會出毛病，嚴重的攝護腺增生導致尿不出來，甚至會造成腎衰竭致死。

所謂的「尿滯留」，用白話來說，就是沒辦法正常排出尿液。尿液出不來，身體自然就會出毛病！

膀胱的兩大功能，基本上就是儲存尿液、排空尿液。當膀胱沒辦法排空尿液，最嚴重的情況就是尿不出來。此時，膀胱基本上已經失去了排尿功能。

尿滯留，嚴重導致腎衰竭

當尿液一直滯留在膀胱中，最後將造成所謂的「滿溢性尿失禁」，尿液將一直滲出來，同時也會向上累積到腎臟，造成腎臟功能的缺損，導致腎臟產生尿液的功能開始下降，長

久下來，腎功能就會跟著變壞。

當腎臟不再生產尿液，身體的毒素就無法往外排出，腎臟就會出毛病，甚至危及生命，在醫學不發達的四〇、五〇年代，嚴重的攝護腺增生造成無法排尿，導致腎衰竭致死的案例，時有所聞。

中醫古籍裡面，曾提到使用中空的蘆葦草進行導尿，由此可見，在古代就有無法順利解尿的問題。因此，倘若真的發生尿不出來的情況，最好的方式就是導尿，把尿導出來，危機自然就解除了。

下一個常見問題則是：「難道我要一輩子戴著導尿管嗎？還是有什麼方法解決這個問題？」

對於病人而言，裝著導尿管外出或做事，並不方便也不美觀，解決了生理上的需求，卻增加心理上的負擔。

此時，就要回到疾病源頭來加以討論，假使是因為攝護腺增生，導致尿道堵住而無法解尿，則評估進行攝護腺刮除手術，病人就有機會自行順利排尿。

有些人因為尿道堵住，膀胱功能又因此損壞，極有可能真的尿不出來，這時候仍然可以透過自我導尿的方式，在固定時間，自己把尿導出來，就不需時時配戴著導尿管。

由於膀胱失去功能，沒辦法發揮排尿機制，藉由一根管子的引導協助，經由如此的反覆訓練之後，有時候膀胱有可能因而恢復原先的功能。然而，執行導尿過程需要相當的耐心，而且需要反覆訓練，有些人可能會嫌麻煩，自然就會降低恢復的機率。

自我導尿訓練，恢復正常排尿機制

「醫生，請你幫幫我，該如何正常排尿啊！」一名九十歲的老先生，因為無法順利解尿而來到診間。

經過檢查之後，老先生的身體狀況維持得相當好，只是年紀稍大了些，由於攝護腺肥大造成尿道、膀胱出口的堵塞，加上膀胱壁也有一些增生的狀況，代表阻塞時間已經過久，因此評估進行攝護腺刮除手術。

「哎呀，我已經手術了，怎麼還是尿不出來呢？」

手術後，正如意料之中，由於阻塞太久造成膀胱機能受損，老先生還是沒辦法順利地自行解尿。於是，我就教導他自己導尿。雖然今年已經九十歲了，但是他的視力還不錯、手腳也靈活，所以自己導尿應該沒有太大問題。

每天固定導尿四次，分別是早上起床、中午吃飯、下午五、六點、晚上睡覺前各進行一次。經過這樣的導尿循環，大概過了一個月後，他就慢慢地恢復自行解尿了。

因為他在整個過程中自己導尿，所以恢復解尿功能的時候，自己就會知道，假使長期放著導尿管，什麼時候可以開始解尿，其實不容易發現。另外，經過長期治療告一段落之後，準備拔出病人的導尿管，讓病人自行排尿，有些病人因為在醫院相當緊張，同樣無法順利解尿。所以，唯有學會自我導尿，才能順利找回排尿機制。

自行導尿，改善脊椎損傷的如廁困擾

自行導尿並不是一件困難的事情，截至目前為止，還沒有遇過學不來的病人，由於自我導尿，自己就會知道哪裡會痛、哪裡不會痛，更能夠避免受傷，最大困難仍在於病人嫌麻煩而不願意。

不過，若是病人已經無法自行導尿，加上家屬在長期照顧上有其他現實層面的考量，或是能力上遇到困難，雖然放置導尿管不是最好的方法，可是在這一類病人身上，可能是最理想的方式。

照顧者也不要為此產生愧疚感，維持被照顧者的生活品質即可，唯有兩者都處於愉悅的心情下，才是好的照顧模式。

除此之外，一些先天脊椎病變或後天脊椎損傷的年輕人，常常因為脊椎損傷而無法順利排尿，由於是年輕人，我會盡量請病患自己導尿。

臨床上，曾有一名十五歲的小男生，因為先天的「脊髓脊膜膨出」，造成神經性膀胱問題，於是發生尿不出來的困擾。

因為這名男孩罹患的是永久性的神經損傷，所以我就教導他自己導尿，只要學會自行導尿，就不再需要戴著導尿管，也可以和一般人一樣正常的生活，等到需要上廁所的時候，走到學校的洗手間，或是密閉的房間內，就能夠解決解尿的問題。

自行導尿的最大好處，在於不用老是戴著導尿管，若是想要尿尿的時候，就趕快進到廁所，就可以自己執行了。

「導尿就是解尿！」進出廁所的次數，隨著每日攝取水分的多寡而調整，水喝多了，就多導幾次，所以「自我導尿」正是處理這類患者無法正常排尿的最好方法。

謝醫師的
「泌」密門診

‧暫時性的尿滯留，不用太過擔心！

「醫師，是不是手術導致如廁困難？」

「你是手部動刀，不會造成尿尿危機！」

臨床上有些骨科病人開了手術，卻發生尿不出來的情況，其實是屬於暫時性的尿滯留，並不需要過分擔憂。

由於剛動完手術，加上人在醫院的環境，情緒上可能比較緊張，於是導致無法順利解尿。然而，只要過了急性期，或是順利出院後，病人通常都能正常排尿。假使想要暫時改善這種狀況，可以先安放導尿管，等到出院了之後，狀況自然有所緩解。

門診案例一：五十二歲壯年男性X因喝酒導致尿滯留

「太開心了，今晚咱們不醉不歸啊！」一名中年男性和太太經過多年的努力之下，終於盼到了一名男孩，因此，趁著大喜之日，吆喝朋友一同到居酒屋慶祝。

大量啤酒喝下肚，難免產生了尿意，挺著微微腫脹的下腹，進到洗手間後，竟然尿不出來，試了好多次依然無法解尿，眼看膀胱就快要脹破了，只好趕緊前往醫院掛急診。經過檢查發現，這名大哥罹患了尿滯留，也就是怎麼樣都尿不出來了。

「平常解尿都沒有問題，為什麼會發生這種狀況？難道和酒精有關係？」他疑惑地問道

「因為喝酒之後感覺變得比較遲鈍，所以膀胱尿液累積多了，也沒有感覺，等到真的滿到一個程度，太脹之後就會尿不出來。」我緩緩向他解釋。

．治療評估：暫時安置導尿管後，自主訓練

於是，我就暫時替他裝上導尿管，先讓膀胱休息一個禮拜，之後他再到診間移除導尿管，果然就能夠順利解尿了。

有些病人會問：「為什麼要放一個禮拜呢？不能隔天就拿掉嗎？」

事實上，當膀胱過脹之後，沒有經過一定時間的休息與恢復期，可能依然沒有辦法恢復原來的功能，就好像手舉重物一樣，長時間的痠痛需要靜待一段時間，手臂才能恢復力氣。經過解釋以後，病人也接受了這樣的處理方式，最後也都順利把尿解出來了。

看到病人一臉輕鬆的模樣，彷彿我也跟著輕盈了起來，心情有著同樣的愉悅。

門診案例二：九十二歲老爺爺 X 因感冒藥導致尿滯留，練習導尿成功

一名年長的老爺爺，因為本身已有攝護腺肥大的問題，經過治療之後，攝護腺的問題也漸漸好轉。但在一次服用感冒藥之後，他竟然就尿不出來了。

「醫師啊，為什麼我會無法尿尿呢？」

「這是因為感冒藥增加攝護腺阻力的副作用！」經過問診檢查後，我回答他。

由於止咳、流鼻水的感冒藥物大多具有這類成分，於是間接造成老爺爺的日常困擾！

・治療評估：暫時安置導尿管後，自主訓練

當時我幫他裝上導尿管，等了一個禮拜，他依然尿不出來，再等一個禮拜，再拔出來，還是尿不出來，他就開始慌了。

「你要不要學習自己導尿呢？」由於老爺爺本身就很容易緊張，所以我就和他討論。當他學會自行導尿之後，每天在家自己導四次尿，讓膀胱能夠得到充分休息，兩個月後，果然就恢復正常排尿機制了。

因此，在醫院門診中，難免因為緊張而無法順利解尿，但是裝著導尿管，就沒辦法自行解尿，也不知道什麼時候能夠正常解尿，所以，學習自行導尿這件事情，就變得非常重要了！

05 攝護腺特異抗原（PSA），初步癌風險評估

早期的攝護腺癌沒有任何症狀，病人通常是因為解尿症狀而就醫，才被診斷出來！

攝護腺增生和攝護腺癌是相互獨立的疾病，兩者可以同時並存。因此，病人可能同時罹患攝護腺癌與攝護腺增生，但是，攝護腺增生並不會造成攝護腺癌！

攝護腺增生，不會造成攝護腺癌

「經常性的頻尿、尿不乾淨、鼠蹊部疼痛，是不是有攝護腺癌的可能？」

早期的攝護腺癌，並沒有任何相應症狀，病人通常是因為解尿症狀求醫，才被診斷出來。因此，病人就容易誤解，以為這些解尿症狀即是早期攝護腺癌的症狀，其實不然。

當病人有解尿相關症狀的時候，醫師會連帶檢查攝護腺是否增生，與此同時，也會順便檢查攝護腺是否產生癌病變。

癌病變，不一定對尿道造成壓迫；但是尿道受到壓迫，就有機會連帶檢查出癌病變。兩者不是因果關係，而是相對關係。

也因為攝護腺癌早期沒有症狀，通常這類檢查附帶檢出的攝護腺癌，便是早期階段，而大部份早期癌病都是可以被治癒的，因此能夠被早期診斷出來，自然有著極大的意義。

於是，值得討論的地方在於，攝護腺癌有一個便利的生物指標：攝護腺特異抗原（Prostatic Specific Antigen, PSA），透過抽血檢視病人是否具有攝護腺癌的風險。

一九七九年，台灣旅美王敏昌博士純化出攝護腺組織的特異性抗原，後續開始在臨床廣泛運用於篩選攝護腺癌之腫瘤指標，如今，已被當作攝護腺癌的初步評估。

一般而言，五十歲以上的民眾才需要做PSA檢查，PSA原是大量存在精液之中的一種蛋白酶，用以幫助射出的精液液化，若是發炎或癌化，則會跑到血液中，進而被檢出。

PSA指數，僅供初步參考！

「PSA指數過高，就是攝護腺癌嗎？」一名患者看著報告，驚恐地拉高音調。

「不！ＰＳＡ高，不等同得到攝護腺癌！」我耐心地對病人說。

ＰＳＡ高，不一定就是癌症；ＰＳＡ低，也不一定就沒有癌症。但是，以現有的生物指標裡面，ＰＳＡ卻是跟癌症相關性最高的一種，其他都沒有辦法像ＰＳＡ跟攝護腺癌這樣，具有高度關聯性。

若是病人已經確診為攝護腺癌時候，檢視ＰＳＡ的變化，就能夠及早知道癌症的進展狀況，以及對於治療方式的反應。

但是，作為癌症篩檢工具而言，可能就會遇到三個關鍵問題！

．其一：ＰＳＡ指數高，不代表有癌症

ＰＳＡ只能當作一個參考值，一般人的正常值大約落在為三至四 ng/ml 以下，假使小於四，那麼攝護腺癌的機率自然很低，假使大於四，攝護腺癌的機率可能相對很高，但是今天病人倘若是四．一或者三．九呢？又該怎麼判別這種狀況？

就台灣的臨床觀察，也發現有的人就算ＰＳＡ數值高達六或七，依然不是癌症，這就是ＰＳＡ拿來做癌症篩檢時，第一個所要面臨的挑戰。

・其二：PSA增高，源於其他醫療處置

PSA的增高，可能源於某些醫療處置所致，譬如病人裝設了導尿管，或是攝護腺體積過大，受到感染，此時，PSA就會相形升高，甚至於攝護腺發生受傷、發炎的情況，PSA自然釋放比較多，也會造成PSA升高。

假使病人的PSA數值高達兩百、三百，那麼癌症機率當然很高，醫生就會安排進一步切片檢查，若是PSA僅位於四附近，就會造成判斷上的困擾。判斷上的難度，則是第二個問題。

・其三：PSA高，不意味著死亡率

基本上，攝護腺癌是個進展緩慢的癌症，大部份罹患攝護腺癌病人，並非死於攝護腺癌，而是其他疾病。

美國一份大型研究顯示，一百位接受PSA篩檢的五十歲以上男性，有八十五人的PSA屬於正常，僅有十五個人的PSA高於正常值四，但最後只有三個人確診為攝護腺癌，另外十二個人沒有癌症。

其中這三位攝護腺癌病人，即使不積極處理，可能只有一個人會因為攝護腺癌而死亡。

因此，攝護腺癌不必然造成病人的高死亡率，就有篩檢是否具備經濟價值的疑慮。

不過，總歸而言，假使透過健康檢查篩出ＰＳＡ指數，在早期發現、早期治療的觀念下，我們可以當作一份參考值，更加留心身體的變化，企圖遠避疾病的侵擾，進而改變生活作息、飲食習慣，於此就有著積極與正面的意義。

謝醫師的「泌」密門診

• 攝護腺特異抗原（ＰＳＡ）篩檢，到底有無必要性？

一直以來，要不要做ＰＳＡ篩檢，都是醫療界很大的爭論點！部份醫師持同意看法，理由有以下兩點，第一：有癌症就該治療；第二：無法得知何種病人是危險的攝護腺癌，雖然攝護腺癌進展緩慢，仍有部份的攝護腺癌相當凶險，進展速度極快，所以需要此篩檢機制。

「關於ＰＳＡ攝護腺癌的常規篩檢，早期發現攝護腺癌，是否就能降低攝護腺癌的死亡率呢？」對此，美國與歐洲的研究結果，竟然有著不相同的結果。

謝醫師的「泌」密門診

美國研究顯示，PSA並沒有降低攝護腺癌的死亡率；然而，歐洲研究顯示，PSA可以降低百分之二十的攝護腺癌死亡率。因此，到目前為止，此議題仍未有定論。

可以確定的是，萬一我們真的檢測出PSA數值比較高的時候，也無須過於擔心，建議進行切片檢查，如果結果沒有癌細胞，後續保持追蹤即可；假使切片檢查有癌病變，就進行治療。

關於PSA的血液篩檢機制，只能算是第一階段的評估，最終還是要透過切片才能確診，只是切片會痛，所以不應該所有人都進行切片，只需有PSA指數偏高情況的病患再行考慮。

門診案例：七十八歲老先生ＸＰＳＡ高數值，擔憂罹患攝護腺癌

一名年長的老先生，平常身體狀況極佳，眉開眼笑、閒雲野鶴的他，頗像名老神仙，只是最近老聽朋友罹患攝護腺癌，不免對此擔心了起來。

於是，他來到醫院進行健康檢查，沒想到攝護腺特異抗原（ＰＳＡ）篩檢，指數竟高達四．一，而且上頭全部畫滿了紅字，代表有癌症的可能？

．治療評估：任何檢查僅供參考，仍須進一步評估

「醫師，我這樣是不是得到癌症了！」老先生眨著朦朧的眼睛，望著我。

「老大哥，你先別著急，這個數字只是參考用的，不是紅字就是癌症！」

一般來講，一旦ＰＳＡ指數超過四以上，可能就有高比例的罹癌風險，然而，三．九和四．一，差異並不算大，評估結果也就不盡然如此。另外，ＰＳＡ也會根據年紀不同、攝護腺大小差異，而有一些高高低低的情況，加上有些人天生ＰＳＡ比較高，有些則因攝護腺比較大，ＰＳＡ數值也會比較高。

因此，為了讓病患安心，我建議他一個月後再安排一次抽血，評估數值的變化狀況，後來，再次檢驗的結果又回到正常值，他也才放下猜疑的念頭，重新過回悠哉的日子。

蛋蛋的哀傷——
別讓終生「性」福毀於一旦！

「蛋蛋」的正確且完整稱呼應是陰囊，一般人可能只看到整個外觀，但在醫生的眼裡，看到的卻是陰囊裡面的四種東西：睪丸、副睪、輸精管和精索。

關於蛋蛋種種問題，基本上就包含：陰囊積水、睪丸腫大、睪丸扭轉與發炎、疝氣、精索靜脈曲張、結紮等，就足以讓男人翻天覆地……

01「親愛的，我閹掉了……」綁了之後才是真男人！

真正的閹掉指的是把睪丸拿掉，也就是古代的太監才需要做的事情。除非是睪丸癌，才會把睪丸拿掉，不然一般不會這麼做。

隨著時代變遷，結紮（輸精管切除手術）已經不再是禁忌話題，實際上也有許多人選擇以結紮的方式來徹底避孕，一部份的人是因為不太想生小孩，但也有很多夫妻之間非常相愛，也沒有子嗣的後顧之憂，所以選擇一種沒有負擔的性行為方式。

另外，也有因為看到太太懷孕的辛苦過程，以及生產時的驚險畫面，比如說：子癲前症或是胎盤早期剝離，會讓先生心疼太太，不想讓她再次承受這種痛苦，希望藉由結紮達到避孕的效果。

謝醫師的
「泌」密門診

‧準媽咪必須當心的高危險妊娠疾病！

俗話說：「生得過是雞酒香，生不過是四塊板。」雖然現今醫療進步，在生產前後仍然有很大的危險性。

近五年來，已經是我國孕婦死亡的三大原因之一的子癲前症（俗稱「妊娠毒血症」），是妊娠高血壓的一種，多半發生在懷孕二十週之後，高血壓是最主要的症狀，同時伴隨著蛋白尿、全身性水腫、噁心、嘔吐、視力模糊、體重過度增加等症狀。發生率約百分之五，在眾多婦產科的併發症中，對孕婦以及胎兒的影響最大。

當胎兒成熟後出生，胎盤也就會跟著剝離。然而，若是胎兒尚未出生時，胎盤就提早全部或是部份剝落，造成胎兒因血流供應中斷，而缺氧死亡，雖然發生率只有百分之〇．五至一．五，但一旦發生就會使得孕婦的處境相當危險。除了胎兒危險之外，孕婦甚至可能會大量出血，進而引起凝血機制耗損，危險性不可小覷。

一勞永逸的性福——結紮

事實上，結紮並非是避孕的唯一方式，避孕的方式有很多種，最常見的就是使用保險套或是性交中斷法，最後才是結紮。前兩者都會有失敗的風險，其中性交中斷法是最為不可靠的，因為許多人都以為只要在射精前中斷性交就可以了，通常到了這個時候已經來不及了，避孕失敗的機率非常高；另外，很多人會覺得使用保險套不方便，或是不喜歡它的感覺，同時也會牽扯到品質問題，因此使用保險套還是會有一定的失敗機率。

而結紮是最一勞永逸以及最符合經濟效益的方式。然而，曾在許多國外文獻上指出，男性進行結紮之後，輸精管自行吻合接通，讓另一半意外受孕的情況還是會有，但這種例子在臨床上少之又少。

輸精管結紮手術相較來說是一個小手術，而且幾乎沒有什麼後遺症，目前接受度最高的是「無刀口結紮手術」，所謂無刀口就是在陰囊下方開一到兩個洞口，利用特殊的器具將其撐開施以手術。因為傷口小，所以開完刀後，不用縫合就可以立即出院，對於日常生活的影響很小，術後照顧也極為容易。

手術並不困難，只需要局部麻醉，不過病患在手術的過程中，會有些抽痛，此時是醫師正在勾出輸精管，這種感覺有點像是男性下體被踢到，除非病患做全身麻醉，否則痛覺是無法被消除的。不過大部份的結紮手術因為時間很短，局部麻醉居多，這點是病患需要忍耐的部份。

謝醫師的「泌」密門診

• 結紮手術，男醫師自己先練習！

大部份的外科手術都是得在大體上做練習，泌尿科當然也是。不過，泌尿科的「輸精管結紮手術」，就需要男醫師自己拿自己的身體來練習了，當然不算是真的結紮。

輸精管結紮第一件事情，就是要能夠準確地把輸精管抓住，加上輸精管跟其他組織是完全不一樣的觸感，因此泌尿科醫師就藉由練習抓住自己的輸精管，體會觸感，模擬練習。

一般來說，徒手就抓得到輸精管，但是要透過練習才能夠完全精準。等到醫生能夠好好地掌握自己輸精管的時候，就能夠掌握到病人的輸精管，做好結紮的手術，這算是一件滿有趣的事情。

安啦！男性「剪掉」不會變公公

「醫生，如果我結紮之後，是否影響到性生活？」、「結紮，不就會變成太監嗎？」這是許多想要結紮的男性，最常問的問題，他們希望可以與太太繼續維持性生活，但不想要有可能會懷孕的風險。

事實上，結紮手術與性功能完全沒有關係，它僅僅是綁住男性的輸精管，跟男性的勃起功能毫無關聯。

另外，就算將輸精管綁住，仍舊會射精，只是精液裡面沒有精蟲，此時的精液就只是攝護腺液。精蟲是一個很有趣的東西，我們常常說男生有幾千萬的精子，但這幾千萬的精子在精液裡面的成分佔比，也是非常稀少，大部份的成分是攝護腺液。

所以，當男性進行結紮手術之後，儘管他在性事上依舊會射精，但精蟲早已在輸精管內就被截斷去路了，又因為量少，在身體裡面就會自己吸收掉。

結紮和閹掉是完全不一樣的，「閹掉」指的是把睪丸拿掉，也就是古代的太監才會做的「去勢」，在現代，除非是睪丸癌或是睪丸受到嚴重感染，才會選擇把睪丸拿掉。況且，拿掉睪丸不代表不能生育，必須將兩顆睪丸都處理掉，才會造成影響。

同樣的道理，當男性進行結紮手術時，兩邊的輸精管都必須綁起來，才可以避免受孕。

幾年前，有位先生決定做結紮手術，當手術進行到一半，他卻後悔了。後來，這位先生有了外遇，當外遇對象懷孕之後，太太怒告當年幫她先生動手術的那名醫生：「因為手術沒有做好，讓他在外面有了小孩！」

幸好，當時的醫療記錄顯示，是先生不願意繼續進行手術，因此，只有一邊的輸精管有結紮。由此可知，當只要有一邊的輸精管還可以讓精蟲通過，便足夠使另一半懷孕了。

謝醫師的「泌」密門診

• 結紮之後的注意事項

由於陰囊的地方比較不透氣，若不重視術後的保養，可能會造成傷口發炎感染。

◇術後傷口保持乾燥清潔，記得塗抹消炎藥膏。

◇術後若有出血、紅腫熱痛、發燒等情形發生，應立即返診。

◇術後傷口會以紗布包覆，若無滲液情形，即可不用包紮。

謝醫師的
「泌」密門診

◇術後約三個月內，需採取避孕措施，之後返診檢驗精液內的精蟲數量，待確認已無精蟲後，得以停止使用避孕工具。
◇請穿著寬鬆衣物，避免摩擦傷口。
◇術後一至兩週內勿吃辛辣或刺激性食物，請勿飲酒、抽菸。

斷開連結，難以回到當初

結紮是自願性的手術，醫生通常都會希望夫妻雙方經過詳細的溝通之後，才到院進行手術。結紮手術的過程雖然不複雜，但背後會牽扯到一整個家庭，因此我們都會希望雙方都同意的情形之下，才會開始動手術。

我們偶爾會遇到一些年輕人，詢問之後得知不希望女朋友不小心懷孕，當了小爸爸小媽媽，所以想來做結紮手術，遇到這種情況時，我們通常不會答應。如果是年輕夫妻，在確定他們已經有了小孩，因為某些考量想要結紮，這種情形當然沒有問題，但我自己還是會希望他們可以考慮清楚，畢竟節育的方式有很多種，不見得需要選擇最強烈的方式。

雖然說輸精管截斷之後，還是有機會可以重新接通，不過將輸精管重接需要顯微手術才可以執行，難度上比截斷還要困難許多，一般重新接通後，仍然有三分之一的人還是會不孕，再加上接通的手術屬於自費手術，費用也相對來說較為高昂，大約落在八萬至十二萬左右。因此，結紮手術之前，先跟另一半好好討論人生規劃，在無法決定之前，可以先選擇其他可逆性的避孕方式，例如：使用保險套、口服避孕藥、子宮內投藥系統等等。

門診案例：三十六歲男性 X 擔心結紮後不舉

有天，一位三十六歲的男性走入我的診間，神色難掩緊張，當他坐下之後，雙手緊握放置在膝蓋上。

「醫師，我想要結紮，但我對這方面不太了解，先來詢問看看。」原來，這位男性跟太太非常恩愛，已經接連生了三個孩子。不久之前，太太發現又懷了第四胎，這位先生不想讓太太第五次經過生產鬼門關，覺得再這樣下去不行，便在網路上搜尋避孕相關的資訊，傳統的避孕方式都可能會「意外中獎」，發現結紮才是一勞永逸的辦法。

．治療評估：結紮後，不影響性生活與生育能力

詳細詢問之後，發現他也有廣大男性會有的迷思跟擔憂：結紮之後是不是會不舉？「我怕之後會影響到與太太的性生活。」先生有些靦腆地說。

一般人都對結紮抱持著可能不舉、等於去勢、容易發胖等等想像，但其實它沒有那麼可怕。

結紮是將輸精管截斷之後，再將兩段的輸精管綁起來，並不會傷到神經與海綿體等部位，不會有性功能異常的問題發生；睪丸所分泌的男性荷爾蒙屬內分泌系統，是經由血液循環往外送，和輸精管無關，所以也不會影響到荷爾蒙的分泌；而結紮等於去勢的說法也是錯誤的，去勢是把睪丸拿掉，只有當病患罹患睪丸癌或是睪丸嚴重感染時，才會考慮的做法，一般來說並不會有這樣的手術。

經過我的解釋之後，這位先生提著的一顆心也就落地了，放心地由我來安排結紮手術。

02 蛋蛋怎麼變大了？

當你有一天發現本來固定大小的陰囊，居然在慢慢變大，會發生這種情況，大部份都是有原因的，這時候千萬不能忽略它，必須去探查它的原因！

陰囊變大，表皮開始變薄，是每個小男孩在青春期時，第一個會出現的正常變化，但過了青春期後，陰囊的體積就會是固定的了，不會再有變化。

除此之外，也沒有所謂正常的陰囊大小，就像是身高因人而異一樣，陰囊的大小也沒有明確的標準，基本上左右兩側是對稱的，但也不會左右兩側的陰囊都一樣大。

「寶貝袋」變好重，原來是陰囊積水

當你有一天發現本來固定大小的陰囊，居然在慢慢變大，會發生這種情況，大部份都是有原因的，這時候千萬不能忽略它，必須去探查它的原因，而最常見的原因有四種：陰囊積水、疝氣、精索靜脈曲張、睪丸腫瘤。

睪丸外有一層薄膜——鞘膜層，這層薄膜裡面本來就會產生水，正常情況下，身體會自行吸收，達到平衡的狀態。然而，當薄膜內產生水分的速度快於吸收時，鞘膜層就會囤積液體，造成陰囊積水的情形發生。不過，這種情況通常都是良性的，只有少部份是因為體內有其他的惡性腫瘤，或是淋巴回流造成。

良性的陰囊積水通常不需要處理它，只有某些病患積得太多，影響到外觀或是生活時，我們才會手術處理。手術的方法也很簡單，但如果只是放

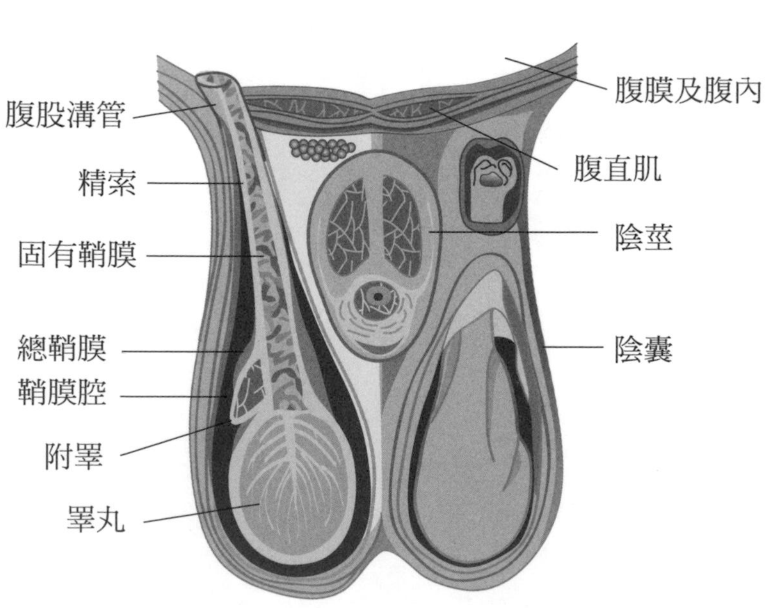

陰囊圖示

水而已，液體很容易再積累回去，因此手術時，會將鞘膜層切開，多餘的部份剪掉，再把它反折，把原來的內層折到外面，積水就會跑到外面的空腔被吸收，不會在密閉的空腔中積著，只要反折之後，水就不會再積到裡面，不會產生吸收不平衡的問題，手術本身不難，只在於是否動手術的必要。

陰囊所產生的水只是單純的組織液，但是積水過於嚴重的話，會造成男性行動上的不便，容易受傷，有時還會合併腫脹疼痛，睪丸萎縮，影響到日後睪丸製造精子的能力，造成不孕的情況。

腫脹卻不痛，嚴重起來要人命

「醫師，我的孩子得了疝氣，吃藥會好嗎？」、「要不要開刀，是否有危險？」焦急的父母憂心忡忡地問。

兒童腹股溝疝氣其實要追溯到嬰兒出生之前，小孩在母親肚子裡的時候，睪丸是在男孩的腹腔裡，出生前它才會下降到陰囊裡面，下降的通道會是關閉的，如果其路徑關閉不全，將會使得腹腔水分、腸子等內容物掉至陰囊之中，在嬰幼兒時期就會發生疝氣。

除了少數的新生兒疝氣，會因為疝氣孔較小，在一歲之前有自行閉合的機會，絕大部份的腹股溝疝氣不會自行癒合，只能走手術治療一途。

不只是嬰兒會有疝氣，大人也會發生疝氣的問題，由於腹股溝管（Inguinal canal）是後來才關起來的，它跟腹腔其它結構的一體成形不一樣，所以它本身的結構就會比較弱。人一輩子免不了咳嗽、肚子用力的時候，當我們不斷用力的結果，腹股溝管就會破掉，腹腔內的腸子、水、網膜和脂肪會掉落。成人如果腹腔常常需要用力，比如有些人有慢性咳嗽的問題，或是運動員肚子常常用力、需要舉重時，就比較容易發生疝氣，當然也跟通道的強韌度有關係。

疝氣其實不需要過於擔憂，只要動手術將它補起來即可，診斷上若是正確，治療上並不困難；疝氣手術過程單純，只要針對病因，紮綁及適當處理疝氣袋。

比較值得注意的是，若發現罹患疝氣卻一直未手術治療，可能會因為突然用力而使脫疝器官突墜過多，病患會劇烈疼痛，造成腸子阻塞，或是血液無法透過循環系統將養分輸送到組織，造成器官缺血性壞死，嚴重甚至合併敗血症，引發生命危險。

不過，現在台灣的情況又不太一樣，因為台灣就醫方便，除了某些偏遠地區或離島，任何人進醫院大概半個小時至一個小時，就輪到他看病，所以疝氣這種問題是比較小的狀況；如果說是遠洋漁船的船員，或是需要長期居住在國外的人，風險相對較高，考量自然也就不一樣！

精索靜脈曲張，男人的「蟲蟲危機」

「天啊，我的陰囊裡面有糾結的蟲？」第三個會導致蛋蛋變大的原因，是男性病患中最為常見的疾病——精索靜脈曲張！

這是指男性陰囊內有不正常的精索靜脈彎曲與擴大，也就是靜脈出現腫脹的情形。陰囊通常呈現大小不對稱，若以手觸摸或是目視，可以發現曲張的靜脈宛如一條條蚯蚓。

本章一開始有提到陰囊裡面，包含了睪丸、副睪、輸精管和精索，而精索由睪丸動脈、靜脈、淋巴管、神經、提睪肌、輸精管等組成。提睪肌會幫睪丸拉到肚子裡，所以在冬天的時候，有時候肚子比較冷，睪丸就會被提高一點，如果此時去泡個熱水澡，睪丸又會掉下來，這是提睪肌的收縮作用，它會替睪丸保暖，維持溫度；精索裡也有很多靜脈，正常靜脈的血流緩慢且壓力小，內有瓣膜可以防止回流。當靜脈瓣膜因缺陷閉關不全時，血液就會大量積累在精索靜脈內，造成精索內蔓狀叢靜脈血液淤積，形成精索靜脈曲張，大多數發生在左側陰囊。

根據統計，大約每三名男性就會有一名有精索靜脈曲張的症狀，比例相當高，只是嚴重程度上的問題，不太能成為疾病，然而有些男性因為精索靜脈曲張，裡面的血液回流，就會造成睪丸和陰囊的疼痛，特別是久站、久坐的族群。

精索靜脈曲張的手術方式，是將曲張的靜脈綁起來，只留下好的靜脈，但久了之後，常常好轉的靜脈漸漸地又會再度淤積，因為這是一個先天性的血管問題，所以就算完成了手術，也並非表示之後百分之百不會復發。

不過，大多數病人一生也頂多開一次而已，因為開完之後，病患就會開始注意自己的生活習慣，不再長時間久站、久坐，因此只要做好日常保健，復發的機率就會降低。

並不是所有的精索靜脈曲張都需要處理，對於那些無任何酸痛症狀，或是生育方面壓力的人，通常建議只要定期觀察即可。而需要開刀的有以下三種情形：

一、陰囊腫脹疼痛：精索靜脈曲張造成的疼痛，大部份都可以依靠止痛藥、改變久站、久坐的習慣就可以解決，但當你透過這些方式都無法緩解的時候，就必須尋求醫師進行手術了。

二、睪丸萎縮：當患側的睪丸明顯萎縮時，就必須趕快開刀了，有些睪丸會萎縮到對側的一半，如此一來，患側的睪丸具備的功能就會逐漸喪失。

三、不孕症：精索靜脈曲張除了疼痛之外，嚴重時甚至會影響到睪丸製造精子的功能，導致精蟲品質差，造成男性不孕。當所有不孕的原因都排除，只剩下精索靜脈曲張時，這時候就可以開刀矯正，有一部份男性開完刀之後，便可以使妻子懷孕了。

謝醫師的「泌」密門診

• 精索靜脈曲張日常保健

◇平躺：避免久坐、久站，站立會增大腹腔的壓力，容易誘發精索靜脈曲張，如果出於工作需要長時間站立，最好能夠來回走動，活動身體。

◇飲食：忌食油炸，或辛辣刺激性食物，多吃蔬果以保持大號順暢。

◇禁忌：患有精索靜脈曲張者，平日不可穿著緊身衣褲，不可久泡溫泉或是熱水。

◇感受：精索靜脈曲張者，若是陰囊熱感明顯，應以冷水洗之，幫助散熱；若睪丸偏墜明顯，可暫時使用提睪帶或是穿子彈型三角褲托住。

門診案例：五十六歲男性 X 陰囊積水

「醫師，我最近穿褲子都要花很長時間，該怎麼辦？」

一名五十六歲的男性，在洗澡的時候發現他左側陰囊比以往還要大一些。因為沒有感到疼痛，一開始不怎麼在意，持續了大半年後，因為陰囊逐漸變大的情況，已經影響到他穿褲子了，造成生活上的不便。

‧治療評估：以手術治療為主

經過超音波的檢查，發現陰囊裡面全部都是水，診斷後我告訴他：「你這是陰囊積水的情況，因為已經影響到你的日常生活了，我建議動手術。」成人的陰囊積水多為後天因素所造成的，例如發炎、外傷等，雖然可以利用針筒將積水抽光，卻大多在三至六個月後會再復發。

所以，一般醫師會建議由陰囊處進入找到鞘膜層，將其切除或是將其反摺後縫合，就可以解決他的問題，經過手術治療後，再發機率並不高。

03 疼痛的蛋蛋——睪丸急症

由於青春期的男性逐漸發育，精索和睪丸同時也在繼續發育，迅速成長，此時睪丸就容易造成旋轉……

這篇主要談的是睪丸急症，因為陰囊急性疼痛或腫脹而前來就診，都可以稱為陰囊急症，而必須馬上送醫急診的，就屬睪丸扭轉和副睪丸發炎這兩個病症了。

睪丸轉圈圈，忽視小心ＧＧ！

睪丸這個器官，可以想像它是一顆蛋，但是它上面連接著精索，看起來就像是橡皮筋吊著一顆蛋，垂在陰囊裡面。

精索內有動靜脈、神經、淋巴以及輸精管等構造，儘管它的名稱內有「索」，本身卻沒有支撐固定睪丸的作用，由於青春期的男性逐漸發育，精索和睪丸同時也在繼續發育，迅速成長，體積和重量增加五、六倍之多，此時就容易造成睪丸旋轉。

可以想像一個繩子垂著一個重物，有的時候運氣不好，轉了太多圈轉不回來，這時候可能就會扭死，再也打不開了。相同道理，前面提到精索裡面有供應睪丸的血管，所以當精索扭轉之後，外觀上睪丸會往上縮，且有痛感，提睪肌的反射作用消失，隨著時間經過，睪丸呈現橫向狀態，除了劇烈疼痛外，還可能出現噁心、嘔吐等情形，久而久之，睪丸就會缺血壞死，稱為「睪丸扭轉」。

睪丸扭轉可能發生在任何年紀的男性身上，不過，在二十五歲以下，睪丸扭轉的發生率大約四千分之一，一般好發於青春期十二至十八歲的青少年，雖說發生率低，一旦發生，睪丸就很容易壞死。通常睪丸扭轉發生之後的六小時內，這段時間稱為「黃金六小時」，若沒有緊急處理，睪丸就會因為缺血而壞死，時間相當短暫緊急，所以才需要特別提醒大家注意。

這是一種急症，如果家中有青少年，有時候他覺得下腹部突然性產生疼痛，可能就需要趕緊就醫，千萬不可掉以輕心，不要因為害羞而不敢說出口，延誤了就醫時間，將會影響睪丸的功能，往後你的人生就會剩下一顆「蛋蛋」陪伴你了。

寶貝蛋發火，副睪丸也會感冒！

副睪丸是睪丸上面的一個器官，有點像是睪丸帶了一頂帽子。睪丸負責製造精子，送到副睪丸裡面進行加工，具有活動力之後，再經由輸精管送到儲精囊裡成熟，所以當性交時，精子會隨著儲精囊的果糖一齊進入射精管，再由尿道射出體外，因此當男性進行結紮時，即是截斷副睪丸到儲精囊之間的這條精索。

血液進入睪丸之前，會先進入副睪丸，所以有時候一些細菌感染或病毒感染，都會造成副睪丸的發炎，一旦發炎就容易造成腫脹和疼痛，是常見的陰囊發炎原因。

造成副睪丸細菌感染的原因有很多，人類本來就生活在有細菌的環境當中，容易被細菌感染，有的時候抵抗力不好就會遭受感染，當然有些性行為活躍的人，有可能是因為性病感染。

正常的情況下，睪丸與血液之間有一道屏障，使得細菌等有害物質不容易進入睪丸以及副睪丸內，但當屢次泌尿道感染時，病人的抵抗力降低，尿道內壓增加時，就使得細菌由尿道進入射精管，再經過儲精囊、輸精管，進入副睪丸造成感染，造成急性副睪丸炎。

另外還有一種是病毒感染。病毒感染就跟感冒一樣，可以想像成副睪丸其實也會感冒，當病毒感染到呼吸道時，就會造成感冒，那麼當病毒感染到了睪丸、副睪丸，它們一樣也是會發炎、不舒服。

副睪丸發炎的症狀，通常都是以睪丸疼痛作為表現形式，比較嚴重的可能會合併發燒、頻尿等症狀。泌尿道系統發炎必須視它是什麼所造成的感染，才能進一步決定用藥。如果只是病毒感染，就不需要吃抗生素，只要讓症狀緩解，疾病自己就會好；就像感冒時，醫師只給予病人症狀治療，讓病人感覺比較舒服，病毒感染不需要使用抗生素。

然而，細菌感染的話，就需要使用抗生素治療了。細菌所引起的副睪丸發炎，在服用藥物之後，大多能在短時間內舒緩劇烈的疼痛，但是腫大的部份就得花二至六週來恢復正常。

謝醫師的
「泌」密門診

• 睪丸扭轉、副睪丸炎，傻傻分不清楚

急性睪丸癌在臨床表現上，有時會與睪丸扭轉混淆，這兩個急症皆可能引起陰囊紅腫、產生劇烈疼痛，但就年齡層來說，「睪丸扭轉」的好發年齡在新生兒時期以及十二歲到十六歲的青少年，且症狀都是突發性。

如果無法有效分辨是否為副睪丸炎時，就可以做陰囊掃描或杜卜勒超音波進一步檢查，副睪丸炎是種後遺症相當厲害的急症，沒有及早治療，是會造成不孕的。

腸子掉進去，出不來？

當器官組織因為用力過度，而使腸子突墜過多，加上腸子又扭轉，使得血液供應被阻斷，血液無法將氧氣輸送到組織，造成腸子壞死，是嚴重腹股溝疝氣的併發症，即是第三種——嵌頓型疝氣

一如之前所說，睪丸本來跟肚子是相通的，這個通道後來才關閉！所謂的疝氣即是關閉的孔道破掉了，肚子內的器官會經由這個孔道掉到陰囊中。當孔道破掉，掉下去的器官是腸子時，就會比較麻煩。

當病患躺平或是疝氣可以回推時，這部份不會立即對健康造成危險，不是大問題；但是，當腸子掉入陰囊中，病患躺平卻還是回不去，卡死在陰囊裡面，腸子就會壞死，腸子內的細菌感染，病情日益複雜，造成病患嚴重的敗血症，導致死亡風險。

通風、乾燥，維持陰囊健康不二法門

其他的疼痛原因比較少見，但也相對無厘頭一點，比方說病患被踢到，或是因為一些摩擦，病患一開始沒有意識到自己有受傷，經由醫師的提醒，才回想起自己什麼時候被撞到，是什麼原因造就了現在的問題。

皮膚病變也會造成陰囊疼痛，有時候也會有一些乾癬、皮膚炎等問題，比較厲害的皮膚炎會伴隨著皮膚的疼痛，此時病患也會有陰囊疼痛的感覺。

陰囊其實不需要擦拭軟膏等用品特別保養，身為醫師的我，其實不是很喜歡給男性外生殖器軟膏類的藥，因為男生通常穿的是褲子，給予軟膏類的藥品後，雖然有藥效，但局部的衛生和通風較為不好，容易有潮濕的情況。

男性外生殖器的部份，建議盡量保持通風、整潔乾燥，像是牛仔褲等緊身、無彈性的褲子盡量少穿，尤其台灣氣候濕度較高，只有保持通風才是維持健康的最好方式，也不會造成陰囊的不適。

門診案例：十三歲男孩 X 沉睡中的睪丸扭轉

「媽媽，我這邊好痛！」一名十三歲的小男孩，在十二月的某天晚上，睡得很不安穩。突然間，他感到右邊的陰囊強烈的劇痛襲來，將他的睡意趕跑，同時還伴隨著噁心感、想要嘔吐。他忍著疼痛，努力向父母解釋他痛的地方。

一開始，父母還不以為意，以為只是小男孩睡覺時不小心撞到，後來發現他已經痛到走不動路，才緊急將他送往醫院急診。

‧治療評估：開刀進行睪丸復位

到了急診室，醫師初步檢查之後，高度懷疑這位小男孩的睪丸已經扭轉了，才會讓他痛得睡不著覺。若是高度懷疑是睪丸扭轉的話，就必須安排手術，才能在手術中進行診斷，因為一些手術前的檢查，沒有辦法百分之百確定他是否是睪丸扭轉。

這個案例運氣比較好，手術前的超音波檢查，就發現他睪丸裡面的血液已經沒有在供給了，再加上他沒有忽視身體的徵兆，一不舒服就告知父母，在「黃金時間六小時」內抵達醫院就診，才可以及早治療。

馬上進行開刀檢查的結果，發現這個小男孩果然是睪丸扭轉，因為時間上相當充裕，所以把睪丸復位之後，他的血液供給的作用恢復原狀，已經不會有後續可能壞死的問題，如此一來，就不需要做睪丸切除手術了。

謝醫師的
「泌」密門診

•陰囊可以泡熱水嗎？

睪丸合適的溫度大約在三十幾度左右，這也是精子活躍的好時機，所以陰囊也背負著調節溫度的作用，太熱的話，睪丸所製造而成的精子功能就會受傷。一般來說，泡熱水澡、泡湯時，盡量不要超過十五分鐘，若是超過十五分鐘比較容易對陰囊造成不可逆的傷害。

身體一直維持著恆定狀態，這個恆定包含了身體恆溫，以及酸鹼值的固定。儘管身體會想辦法幫你調節，維持恆定的狀態，但是睪丸畢竟在身體外面，我們沒必要去弄個加熱源，一直幫它加熱，藉以考驗它散熱的能力。

所以，就算冬天寒冷，想要泡個湯去去寒氣，也要注意時間。在冬天時，我們會覺得舒適的溫度平均落在五十度左右，因此，每泡十五分鐘，就要站起來休息一下再繼續泡會比較好。

04 一蛋各表，有趣的男性荷爾蒙

一般來說，大部份的荷爾蒙都只有一個作用，睪固酮卻會讓類似的東西以不同方式呈現，如：下巴的毛囊可以長出鬍子、頭皮的毛囊卻會缺少頭髮。

我們的睪丸除了精子以外，還會產生一個有趣的東西，叫做「男性荷爾蒙」，這延續了前面所說的，睪丸除了生產精子之外，還有另一個功能——分泌男性荷爾蒙，也就是睪固酮（Testosterone）。

脾氣反覆不定？可能更年期到了

睪固酮除了睪丸之外，腎上腺也會分泌一些男性睪固酮，大約有百分之八十是由睪丸分泌，百分之二十由腎上腺生成。睪丸生成的睪固酮，其實是一種很有趣的荷爾蒙！

我們可以注意到，男生在青春期之後，因為男性荷爾蒙的緣故，男生的下巴會長了鬍子，可是也因為這樣，男性有極大的比例會變成禿頭，這些都是睪固酮的作用，明明都是作用在毛囊，卻有的地方長出鬍子，另一個地方卻禿了，這就是所謂的「一蛋各表」，同一個睪固酮，會有不同的結果，正是這個荷爾蒙有趣的地方。睪固酮也有可能作用在攝護腺，讓攝護腺變大。

睪固酮的分泌在十五歲至三十歲時達到顛峰，之後會隨著年紀的增長而逐漸下降，在四十歲之後，每年睪固酮就會以百分之一至百分之二的速率下降，導致許多併發症，例如一些心血管疾病或是骨質疏鬆等等。

睪固酮是維持男性在生理以及心理正常運作的一個重要荷爾蒙，它也是維持男性侵略性的一種很重要的原因，所以青春期的男生就像是一座活火山，隨時都有可能會爆發，這也是睪固酮的影響。

然而，到了中老年，睪固酮低下又會導致「男性更年期症候群」，產生憂鬱症、容易疲倦等症狀，這個時候男性的脾氣也會不穩定，有時憂鬱，有時暴怒，因此睪固酮不論高或低，都會在情緒上展現出來，這也是睪固酮最令人玩味的地方。

睪固酮可以抑制癌細胞？

睪固酮大約是在一九三〇年代被科學家發現，它原來是睪丸裡面一種「Leydig cells」，也就是睪丸裡的間質細胞分泌的，但也有百分之十到二十時左右是由腎上腺分泌的。大家都相當清楚睪固酮的影響，比如它會讓攝護腺肥大，而攝護腺的癌細胞也因為它才會成長，把睪固酮拿掉之後，攝護腺的癌細胞可能就會受到抑制，攝護腺瘤就不會繼續長大。

大眾對於睪固酮的另一個認知，就是男性青春期也會深受它的影響。睪固酮的分泌會讓睪丸製造精蟲，若是男性沒有了睪固酮，就會造成不孕的現象；而男性的性衝動，也是因為睪固酮的驅使所致，曾經有些人提到要針對一些性犯罪的罪犯進行「化學去勢」，其實就是利用藥物的方式，將罪犯的睪固酮抽離掉，這確實是可行的方式，攝護腺癌的治療就是這麼醫治的。

有一些社會案件提到，罪犯本身有性衝動，卻無法勃起，有性衝動等於有開關，但與陰莖的海綿體是否有問題，造成無法勃起的情況毫無關係。

無法勃起的罪犯可能會透過其他的方式，例如：手指或其他道具等，用以滿足自己的性慾，後面篇章也會提到有關生殖器與性功能方面的問題。

‧睪固酮太旺盛，會導致男性雄性禿？

禿頭是不少男性天生的夢魘，不管幾歲的男性皆會聞「禿」色變，因為一旦頭髮稀疏，看起來就會蒼老無比，甚至會影響到成長心理以及社交生活。

而造成男性「雄性禿」的原因就是睪固酮太旺盛，現今，治療雄性禿最有名的藥物是「柔沛」（Finasteride），而「柔沛」的功能可以抑制5α還原酶（5-alpha reductase），降低睪固酮濃度，在治療雄性禿上的效果不錯。低劑量藥物是「柔沛」，而高劑量的藥物則是「波斯卡」，這個藥物就可以抑制攝護腺肥大。

使用這些藥物，會有一部份影響男性的性功能，但現在藥理學相當進步，這類的藥物只是讓睪固酮在變成活性的過程中受到阻礙，但睪固酮本身濃度是不變的，所以理論上，這些藥物已經將可能造成身體的影響降到最低了。

門診案例：六十三歲老人X不愛運動，更年期找上門

「哎，醫生，我這幾年常常會莫名感到沮喪，甚至還會因為一點小事就發脾氣。」一位六十多歲的男性進入我的診間，愁眉苦臉地對我訴苦，「我的妻子都快要受不了我，已經跟我分房睡了。」

「那你還有其他症狀嗎？」我仔細問診。

「有時候還會坐著坐著，就睡著了！」老人想了一想說，「我是得了什麼病嗎？」

「你可能是因為睪固酮低下，造成的男性更年期，到時候抽血檢查一下。」

這位老人在這兩年來常常覺得沮喪、發脾氣，脾氣反覆讓家人們有些受不了，也感到疲憊，甚至還有勃起方面的問題。一般來說大概四十歲以後的男性，隨時都有可能經歷更年期的問題，因為這個時候他們的男性荷爾蒙就開始下降，但是每個人還是會有差異，像是有規律運動的男性，他的更年期就不會這麼早發生。

・治療評估：改變生活型態，進行有氧運動

當這名病人到醫院抽血檢查時，我們發現他體內的睪固酮確實有比較低，所以就請病人在生活習慣上面做一些調整，初期有開一些補充睪固酮的藥物給他，後面的療程還是希

望他靠運動以及生活習慣，來改變自己的狀態。

我們建議他要開始規律運動、規律生活，不要熬夜，每週至少要維持三次、每次至少二十分鐘以上的有氧運動，同時為了達到有氧運動的效果，心跳率要達到基礎心跳率的百分之五十以上，比如，心跳若是八十下，那麼我們希望他在運動時，心跳可以達到一百二十下，通過規律的運動來改善他的生活型態。

事實上，在補充睪固酮之後，上述症狀已經好很多，再加上生活型態的改變，等到他回來複診時，我發現他整個人都變得很有精神，想要控制更年期還是得靠自己。

05 媽呀，我的蛋蛋不見了！

原則上，隱睪症多半會希望在一歲半至兩歲以前去開刀，就是怕睪丸因為腹腔的高溫而壞死，導致睪丸製造不出精蟲。

伸縮性睪丸容易誤為隱睪症

隱睪症，指的是睪丸沒有下降到陰囊裡面。前面提到，男生在母親體內時，睪丸都在腹腔內，直到快要出生的時候，身體就會自動下命令讓睪丸下降。

然而，有些人在睪丸還沒有下降到陰囊的時候，他就迫不及待地出生了，這個時候的睪丸降到一半就停住了，這種情況發生在早產兒的比例就很高。所以當這些男嬰出生時，在陰囊上是找不到睪丸的——「他雖然是男性，卻摸不到睪丸！」此時，醫生就會評估是不是真正隱睪症。

因為還有另一種摸不到睪丸的情況是「伸縮性睪丸」，指的是男嬰的提睪肌比較敏感，小嬰兒打開尿布覺得很冷的時候，提睪肌就會把睪丸整個向上牽引，這就是所謂的「伸縮性睪丸」，並不是真正的隱睪症。這往往跟檢查時的環境有關，當檢查時，醫生的手是冰的；夏天在冷氣房時，也會讓嬰兒受到刺激，進而讓提睪肌起到反射作用，讓睪丸縮起來。

有別於隱睪症，「伸縮性睪丸」好發年齡在兩歲至七歲左右，這種情況是不需要治療的，絕大多數的患者到了青春期開始發育之後，提睪肌就無法再將睪丸拉上去，這時候睪丸就會好好的留在陰囊內。

臨床上，醫師會先以觸診或照超音波的方式，診斷是否為隱睪症，當被醫師確診為隱睪症時，就必須要考慮開刀處理了。這種睪丸沒有下降到正常位置的情況，其實是結構上的問題，所以必須透過手術的方式，把睪丸放回陰囊內用縫線固定好。

之所以需要動到刀子，是因為睪丸在陰囊裡面的溫度才是最適當的，也才會擁有製造精蟲的能力，若在腹腔內，受到高溫的影響，逐漸喪失製造精蟲的能力。雖說在腹腔內的睪丸不見得會受損，但在高溫下，睪丸容易病變，未來發生睪丸癌的機率是正常人的三十倍。

然而，睪丸發生癌化的情況，必須長期處在高溫之下，所以，平日裡偶爾泡泡溫泉的情況，是不會導致睪丸病變的！

早產兒隱睪症比例高

正常新生兒的隱睪症大概有百分之五到百分之十，而且在幾週之內，大部份新生兒的睪丸都會掉至正常位置，或者是它本來就在陰囊內，只是前述所說的提睪肌太過於敏感，才會造成陰囊裡沒有睪丸的錯覺。所以，這裡的百分之五到百分之十的比例，仍是有些高估，因為幾個月之後，比例都會降下來，唯一的例外就是早產兒。

早產兒的隱睪症比例就相當高，正常來說，睪丸會在母體內第七個月時開始下降，但是他們因為比預產期還要早，睪丸還沒來得及降至陰囊裡就出生了。原則上，隱睪症多半會希望在一歲半至兩歲以前去開刀，就是怕睪丸因為腹腔的高溫而壞死，導致睪丸製造不出精蟲。

如果是年紀太大的病人來開刀，即使它生成精蟲的能力已經受傷了，還是會把它拉回陰囊裡面，至少外觀上看起來會比較正常，對男性心理方面的影響較小。第二個好處是，萬一未來罹患睪丸癌時，睪丸在陰囊裡面，自己摸就會知道是否問題，方便檢查。

門診案例：父子三人兩顆蛋 X 隱睪症也會遺傳嗎？

雖然很不可思議，但這是一個實際的例子。

「醫生，我覺得弟弟的陰囊好像怪怪的，幫他洗澡的時候，好像沒有東西，希望醫生可以幫我檢查一下。」一名年輕媽媽帶著兩個小孩走進診間，指著比較小的男孩說。

經過檢查之後發現這個弟弟是一個雙側的隱睪症，轉頭看了一眼哥哥，便對著媽媽說：「既然哥哥都來了，就順便一起檢查吧！」

結果檢查發現哥哥只有一側的睪丸，另一側也是隱睪症，「欸？哥哥只有一顆睪丸，他也有問題喔！」

「這怎麼會是問題？他爸爸也只有一顆睪丸啊！不是正常的嗎？」媽媽聽了大吃一驚。

・治療評估：隱睪症具有遺傳性，進行陰囊復位

原來，這對兄弟的父親也是隱睪症患者，只是因為媽媽不瞭解，一直以為男性只有一顆睪丸才是正常的！

這個案例告訴我們三件事：隱睪症有遺傳性，當父親有隱睪症時，兒子罹患的機率就會比較高；第二件事情是，若有一側是隱睪，並不會影響生育，這名案例的父親雖然只有一顆睪丸，還是生了兩個小男孩；第三件事，健康教育真的很重要，媽媽直到那時才發現，原來正常男人都會有兩顆睪丸。

頓時，我在心裡感嘆著衛生性教育的重要性！

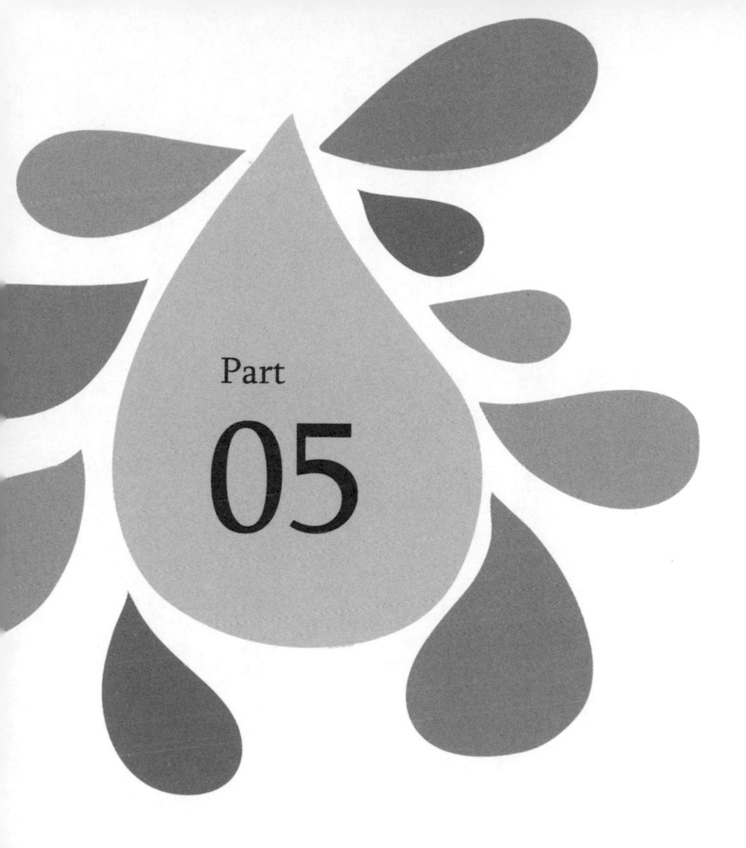

剩男、腎難——性功能障礙大百科

中醫講的「腎」和西醫說的「腎」，其實是不同的器官，只是字一樣而已。

中醫「腎」的概念，套用在西醫上面，其實很難說明清楚是哪一個器官，它其實是身體的某個範圍，但是西醫的「腎」，相當明確地就是指「腎臟」這個器官。

01 腎虧等於不舉？

西醫指的腎臟，與男性的性功能，只有間接關聯。

所謂「間接關聯」指的是真正腎臟衰竭的病人，常常會有很多併發症，才產生性功能的問題。

你說的「腎」，跟我說的「腎」，不一樣？

中醫是延續中國很古老的一個傳統，是一種經驗的醫學；而西醫是從西方傳進來的，是一種實證的醫學，也就是親眼見證之後，才會說它是什麼東西。

因此，西醫的「腎」，實際上是從西方傳進來。西方的醫生看到了這個東西，然後給了這個器官一個英文名字，到了東方之後，我們再延續這個英文名字，給它取一個中文名字，所以西醫講的東西，跟中醫講的一定，是不一樣的，主要因為它們的來源並不同，所以講的器官就不同。

然而，這就造成了一個問題，當我們在閱讀文章時，常常產生一種誤解，認為西醫的腎就是中醫的腎；西醫的心就是中醫的心；中醫的腦就是西醫的腦，其實這些都是不一樣的。如果真的將中醫的五行，套用在西醫的肝上來講，就會顯得格格不入，因此，中、西醫的名詞並不能夠直接轉換。

西醫指的腎臟，與男性的性功能，沒有直接關係，它只有間接關聯。所謂「間接關聯」指的是真正腎臟衰竭的病人，常常會有很多併發症，才產生性功能的問題。而性功能有問題，也不是腎臟壞掉，因為很多性功能有問題的人，腎臟一點問題都沒有。

不舉之苦，誰能解？

「那麼，性功能障礙到底跟什麼器官有關？」

性功能障礙整體來講，包含性慾下降、勃起困難，還有最後一個就是射精障礙。所謂「性慾下降」，其實跟男性荷爾蒙有關。當男性荷爾蒙有問題時，性慾就會比較低，當然跟生活壓力多少也有關係，但最主要還是跟男性荷爾蒙的影響有關。

第二種是勃起功能障礙（Erectile Dysfunction, ED），這就要從完整的性行為看起：男性要能勃起、順利性交，然後射精，最後再回復原來的狀態。不能勃起的原因其實有以下幾種：

一、血管問題：因為陰莖的海綿體需要充血才會勃起，如果充血有困難，就不容易勃起，大部份的原因還是跟血管硬化有關。陰莖的血管跟身體裡的血管一樣，但是比較細，只要有百分之三十的阻塞，大概就無法勃起了，必須根據這個狀況去進行治療。

二、神經問題：因為勃起是需要神經下達命令給陰莖，有時候傳遞的路徑，比如脊椎損傷或是糖尿病等原因，導致神經傳導出現了錯誤。

三、內分泌神經傳導系統：包含可能睪固酮低下等，這些東西都會讓神經一開始就無法下達命令。所以病人就算想要性行為，但是男性荷爾蒙不足，仍舊無法讓腦袋命令陰莖勃起。

這三種都是器質性的問題，跟海綿體結構異常一樣，因為海綿體結構異常通常是因為病人本身有受傷過，導致器質性的問題。

另外一種，屬於心理性，所謂心因性的勃起障礙，害怕是其中一項原因，不過害怕本身通常是因為之前有一些不好的性行為經驗；也跟對象有關係，有些是夫妻感情不好，所以無法勃起，但是跟外面的小三就可以了，這種也算是心因性的問題。最常見的心因性問題，還是因為工作壓力太大，情緒上的問題，有時候就必須透過度假才能解決。

不過，目前的醫學研究發現，大部份的勃起功能障礙都是心因性結合器質性，全純粹心因性或全純粹器質性的勃起功能障礙，其實比例比較少。

雙方和諧，情感加溫

再來談到的是「射精障礙」（ejaculatory disorder），射精障礙有兩種：有的人太早，有的人射不出來。

太早射精其實很主觀，比如什麼叫太早，有的人說一分鐘、有的人說兩分鐘、有的人說五分鐘，也有人定義為陰道裡面推送的次數，有人說十次以內、有人說十五次以內……

我自己採取的定義是，雙方滿意的程度，不管時間長短、次數，只要雙方都滿意，其實就沒有問題，如果雙方不能夠滿意，那就需要作調整。

所謂調整的方式，首先男性必須知道，他們性高潮與女性性高潮的方式是不一樣的。女性是慢慢性高潮，而男性可能是一開始就性高潮，之後就射精了，所以要把男女的性高潮時間搭在一起，這才會達到完美的性行為。

所以對男性來講，他的前戲就很重要，因為在前戲的時候，男性還沒有達到性高潮，但是女性慢慢的快要達到性高潮，此時讓雙方的高潮期重疊在一起，才能夠讓彼此都滿意。

有的時候男性不見得能在這時性高潮，現今其實有藥物可以輔助，讓男性的射精時間往後延，如此一來，就能協助男性和女性在性行為上面達到和諧的地步。當然，這並不表示，越久越好或是越強越好，要雙方滿意才是最好的。

你知道嗎？其實「早洩」才正常！

早洩，大部份都是因為興奮度太高，所以只要男性能把自己達到高潮的時機向後延，記得前戲和氣氛的培養，讓雙方在差不多的時間高潮，這樣子的性行為，雙方才能達到滿意的狀態。如果是以生理因素來講，其實早洩才是最符合生理構造的一個行為！

因為性行為在動物時代是一項很危險的行為，當兩隻動物在性行為時，很容易被其他野獸吃掉，所以，如果單純以傳宗接代的角度來看，越快結束其實是越好的。不過，我們現在已經不是動物了，講求的是雙方能夠達到和諧，因此早洩才會變成是性功能障礙。所以，人類得在動物和社會之間取得一個平衡。

如果真的比較快，有可能是因為攝護腺發炎、肥大或其他的原因所造成，但這個原因的比例還是較低。因為通常性行為活躍的人，大多年紀只在三、四十歲，還不到攝護腺肥大。至於五、六十歲，或六、七十歲的人會早洩，多半是由於興奮度太高，可能久久一次性行為，導致患者比較興奮。

最後一個是延遲性射精，其實延遲性射精除了少數是因為受傷所導致，大部份的延遲性射精，或是不射精都是心理壓力造成。人在很大的壓力之下，會一直勃起卻不射精，如此一來，也沒辦法讓雙方達到滿意狀態。

門診案例：四十六歲男性 X 腰痛導致不舉

「我最近腰特別痛，也發現我不能勃起了，是不是腎有問題啊？」一位中年男性扶著腰走進來，近期常常腰痛，讓他懷疑自己是不是因為腰痛，導致腎功能不好，順帶連勃起都有障礙。

．治療評估：輔助藥物改善勃起功能

經過仔細詢問之後，結果當然不是他所想的那樣，事實上是跟他工作有關。身為搬家工人，他經常使用不對的姿勢搬舉重物，容易使得腰部受傷，他的腎功能本身就是好的，跟腰一點關係都沒有。

至於他的性功能障礙，檢查結果呈現男性荷爾蒙正常、血管沒有阻塞，也跟腰部沒有

太大關聯，所以我認為是跟他的工作壓力比較有關係，使用威而鋼之後，果然就獲得了一些改善，解決了他的勃起功能問題。

謝醫師的「泌」密門診

•目前針對性功能障礙的藥物

現代男人在充滿壓力的忙碌生活中，男性的性功能障礙也愈來愈普遍了。因為無法順利勃起、或是早洩、無法射精的情況，容易讓男性在的表現大打折扣外，在患者本身、性伴侶的心理以及人際關係上，也會造成相當複雜的後遺症，所以許多男性便依靠藥物來讓自己重振雄風。

基本上，目前主要針對男性功能障礙的藥物有三種，一種是男性荷爾蒙的補充劑，也就是睪固酮的補充劑，一種就是第五型磷酸二酯酶抑制劑（phosphodiesterase type 5 inhibitors），如威而鋼（Viagra）這類的藥劑，最後一種指的是必利勁（Priligy），治療早洩的藥物。此外，還有一些可以直接注射到陰莖的針劑，對於一些勃起功能的患者，也有幫助。

針對男性功能障礙的藥物表

藥物種類名稱（中文）	藥物種類名稱（英文）	使用方式	台灣商品名稱
勃起功能障礙			
男性荷爾蒙補充劑	Testosterone replacement	口服、注射、塗抹	厲勝大（Restanol）、耐必多（Nebido）、昂斯妥凝膠（Androgel gel）等等
第五型磷酸二酯酶抑制劑	Phosphodiesterase type 5 inhibitors	口服	威而鋼（Viagra）、犀利士（Cialis）、樂威壯（Levitra）等等
前列腺素	Prostaglandin E1	注射	卡維傑特（Caverject）
治療早洩藥物			
局部麻醉藥	Topical anesthetics	塗抹	安麻樂乳膏（EMLA ）等等
抗憂鬱劑	Antidepressants	口服	立普能（Lexapro）、樂復得（Zoloft）、克憂果（Paxil）、百憂解（Prozac）等等
中樞止痛藥	Analgesics	口服	舒痛停（Tramadol）等等
第五型磷酸二酯酶抑制劑	Phosphodiesterase type 5 inhibitors	口服	威而鋼（Viagra）、犀利士（Cialis）、樂威壯（Levitra）等等
血清素抑制劑	Dapoxetine	口服	必利勁（Priligy）

02 送子鳥為什麼都不來？——不孕症

目前台灣兩千多萬人口中，約有百分之十五的夫妻面臨此問題，困擾著整個家庭，甚至還會影響到夫妻之間的婚姻關係……

一對夫妻在有規律的性生活且沒有避孕的情況下，一年之內應該有百分之八十五的機率會懷孕，因此若夫妻在一年之內仍無法受孕，這種情況就可以稱為「不孕」。

然而必須注意的是，百分之八十五本來就不是百分之百，所以有些人在這樣的前提下，還是不能懷孕，不一定代表他們有問題！

小孩生不出，女性要負責？

只是我們會希望，在這樣的情況下，夫妻可以早點到門診進行評估，檢查是否身體哪個方面有問題，也可以及早進行治療避免延誤，當女性的年紀越來越大，導致愈難受孕，畢竟母體是和懷孕的年紀成反比，愈年輕愈理想。

根據調查顯示，三十五歲的女性懷孕的機率大約是二十五歲女性的一半，到了四十歲，其懷孕的機率只剩下二十五歲的三分之一。

造成不孕症的原因可能是男方、女方各自的問題，或是兩者之間都有問題所致。一個成功的受孕過程，從精蟲及卵子的製造，到排卵、受精、著床等，大約要經過十多個過程，若是其中有一個環節出錯，那麼受孕就會失敗。

女方不孕的佔比約百分之三十至四十，可能是輸卵管、子宮、卵巢、內分泌等問題；男方不孕的佔比也是百分之三十至四十，可能因為陰莖、睪丸、輸精管、內分泌等問題；而雙方共同可能是因為，免疫的因素或是高齡、壓力、過重等等原因所致。

所以當夫妻雙方已經超過一年都沒有成功受孕時，我們還是建議要及早就醫，不要耽誤女性生產的黃金年齡。

「做人」真難，問題出在這！

當夫妻來就醫時，首先我會先檢查男方是否有導致不孕的因素，先確認生殖器外觀是否異常，如果外生殖器沒有問題，再來就是確認夫妻間相處的情況，有時候詳細一問，就會發現原來問題是出在這裡！

有些夫妻雖然已經結婚超過一年了，但是他們是分隔兩地，只有週末才會聚在一起。他們雖然沒有採取避孕的措施，但他們每週只有兩天相處，這就是機率的問題了。

針對這樣的病人，我會告訴他們透過什麼樣的方式，能夠增加懷孕的機率。其實，詢問病史之後，就可以解決一大部份的問題，若是在問診時，無法尋找出原因，才會需要去照睪丸超音波、驗精蟲等等，檢查它生理結構上的問題。

計劃生育，懷孕成功最大化

計劃生育的意思指的是，照著醫師指示的方法，就可以增加懷孕的機率。

首先，我們應該了解的一件事是，精蟲離開男性的身體之後，本來就會慢慢死亡，但一隻精蟲在女性的身體裡面，它的活性大概可以維持七十二小時的時間。

第二件必須知道的是，只要有一隻精子和卵子結合，它就會受孕，並且著床，有時候就是在這個環節出了問題，有些女性的子宮裡面有一些肌瘤，不利於受精卵著床；但如果著床的過程順利通過，我們就要想辦法讓精子和卵子，在母體內能夠增加它們相遇的機會，而增加機會的方式，首先必須計算女性的排卵期。

排卵期的計算方式大概是從女性月經來的那一天，向後推十四天。如果女性的月經很規律，平均每二十八天來一次，那麼她大概在月經前的十四天是排卵日。以女性排卵日那天起前後一個星期，我們會希望夫妻可以三天一次的性生活，之所以不要天天都有性行為的原因，是因為如此會讓精蟲的品質下降。

以三天一次的性生活為一個週期，一方面是因為精蟲品質較好，一方面也是因為精蟲在女性體內可以存活三天，可以相對增加精子和卵子相遇的機會，通常以這樣的方式執行，妻子懷孕的機率就相當高。

輕鬆環境，受孕機率高

最後還要強調一點的是，人體是要在輕鬆的環境下才能順利懷孕。

這也是物競天擇的概念，母體在一個有壓力的環境之下，她會比較難以懷孕，甚至流產的機率很高，所以如果夫妻雙方單純是為了懷孕而從事性生活，像是執行任務一樣，這樣也會讓受孕的機率下降。

每次當有夫妻前來就診時，我都會事先跟他們講解這個概念，通常一段時間後，他們就能夠自然懷孕，不一定要用到太多人工生殖的方式。如果連這樣的方式都不行，我們就會開始考慮利用人工受孕。

不過，以上的方式是最自然且輕鬆的，大部份的夫妻按照這樣的方式去做，就可以解決很多不孕的問題。

改善生活型態，不孕迎刃而解

男性精子所造成的不孕問題，基本上還是要把一些不良的生活習慣改掉，比如喜歡泡熱水澡、抽菸、喝酒、喜歡穿緊身牛仔褲等，這類習慣是比較容易改變的。另外有一些是比較難以改變，例如廚師的工作環境、生活的壓力等等，這些就真的比較隨緣，只能盡力去做改善。

話雖然是這麼說，還是有很多廚師也都可以生小孩，因此若把不孕全怪罪到工作環境的影響，我自己是認為影響沒有那麼大，反而是生活型態，以及個人心態上面的調整。

門診案例：三十二歲男性 X 遠距離夫妻拚做人

已經結婚兩年的夫妻，明明努力「做人」了，老天爺卻只願意給一條線，讓先生相當沮喪，期間也試過很多辦法，最後開始懷疑起自己是不是不孕，只好來求助醫師。

「其實，我跟太太現在一個住在台中、一個住在台北。」先生說，「不過，不論是我去她那裡，還是她來我這，我們都會找時間聚一次。」原來這對夫妻因為工作上的原因，就算結婚了兩年，也還是維持著遠距離。

「有時候我倆都工作得很累了，所以見面也只是聊聊近況，然後睡覺。」一直以來，這對夫妻也沒有很規律的性生活，這也難怪至今都沒有懷孕。

・治療評估：多相處，放輕鬆

找到不孕的原因之後，夫妻倆也能比較安心，我建議他們或許可以考慮，如果工作、經濟狀況允許的話，盡量住在一起，也跟他們說明了一些增加懷孕機會的方法，讓他們能夠試著以自然的方式懷上孩子。

他們也說到，因為一直以來都沒有孩子，太太有極大的傳宗接代壓力，我就強調母體需要在輕鬆的心理環境之下，才容易成功受孕，若是在壓力很大的環境之下，流產的機率就會很高。

後來，他們試著排出假期，用一個禮拜的時間去度假，放鬆心理的壓力，一年後也獲得他們懷孕的消息。

‧人工受孕是什麼？

隨著醫療技術的進步，治療不孕症的方式日新月異，許多不孕的夫妻都會尋求醫治，藉以考慮是否要接受人工受孕。

人工受孕（Intrauterine Insemination, IUI），也稱為「人工授精」。在女性的排卵期間，將已經處理過的精子以「人工」的方式，注入到女性的子宮腔內，使其受孕。

那麼，什麼情況下的人適合人工受孕呢？男性精子數量少且活動力差；精子和子宮頸黏液相容性差，精子無法穿透，導致無法受精；有同房障礙之夫妻；計劃生育方式失敗之夫妻，皆可以考慮使用人工受孕的方式。

在臨床上，輸卵管不通、卵巢衰竭，或是嚴重精蟲異常的患者較不適合執行人工受孕。若先生精蟲正常，太太的年齡在三十五歲以下，每次人工授孕約有百分之十五至二十的懷孕率，超過三次後成功率就會下降。

03 重現雄風的藍色小藥丸——威而鋼

威而鋼起初主要是為了提供心肌缺氧病變的患者，後來反而意外發現它對於治療勃起功能很有效……

有些男性為了向伴侶展現雄風，會選擇在事前吃一顆「藍色小藥丸」——威而鋼（Viagra）。

這種藥物是在一九九八年上市，重要性在於，它是醫學史上能夠口服治療男性勃起功能障礙的處方用藥，而且是有效的！

世上首治不舉，藍色小藥丸面世

在這之前，市面上所存在的一些治療勃起的口服藥，都很難逃脫人們對於安慰劑效用的質疑，覺得搞不好只是安慰劑的關係，但威而鋼在實驗上被證實確實有效的，實驗組跟對照組的差異很大，這就是威而鋼藥物的特點。

本來威而鋼藥物治療和發展，一開始都不是為了治療勃起功能障礙，其實是一種血管擴張劑，為了治療心血管疾病才被發明出來。

威而鋼起初主要是為了提供心肌缺氧病變的患者，提供較多的血液，讓心臟血管能夠放鬆，不過當時威而鋼在心肌功能的臨床治療上，效果並不理想，反而意外發現，它對於治療勃起功能很有效果。

其實道理是相通的，因為同樣都是治療血管的功能，只是後來發現它對於治療陰莖的充血更為有效。但這並不代表所有的血管擴張劑，都對於治療勃起功能都會有效果，而是跟受體有關係，也就是血管接收器的問題。

其中，威而鋼這顆藍色小藥丸對於陰莖血管接受器特別有效，只要小小一點劑量，陰莖血管就能充分發揮它的藥效，反而對於身體內其他的血管沒有太大的作用，這也是為什麼威而鋼對於心臟血管治療效果不好的原因。

發現威而鋼作用的三位科學家，找出了一氧化氮對於血管擴張功能的關鍵性，而威而鋼則是根據這個發現所設計出的藥物，當初是為了做為心臟治療的藥物，後來實驗發現對於心臟效果並不好，卻對陰莖勃起有著不錯的療效，意外變成治療勃起功能的藥物。

這三位科學家也因此被稱為「威而鋼之父」，於一九九八年獲得諾貝爾醫學獎。

總有一些男性朋友不瞭解威而鋼的真正效果，一直對它有一個誤解，以為它和春藥畫上等號。

威而鋼不是春藥，吃了不一定行

威而鋼不是春藥。春藥不是一種正當性的藥物，市面上嚴禁販售，大多數的春藥都是通過影響神經導致興奮感，屬於神經系的藥物，若是長期服用對身體的危害性極大。

而威而鋼本身不會引起性慾，它仍舊需要性刺激，病人才會勃起，勃起之後因為威而鋼的作用，病人的勃起才能夠持續，效果才會好。所以沒有一開始的性刺激，病人只單純服用威而鋼，是不會引起性慾，並不是服用了之後，陰莖就會硬起來。

威而鋼的藥效持續大約四到六小時，所以服用威而鋼後的六小時之內，病人要有性刺激、性行為，這個藥效才會有用，不然等到五、六個小時過去之後，病人跟吃一顆糖果的結果是一樣的，什麼都不會發生。

血都流掉了，怎麼硬得起來？

勃起的過程必須先有性刺激，可以使陰莖海綿體的平滑肌鬆弛，陰莖海綿體的血管才會開始充血，充血足夠後，陰莖才會有足夠的硬度，增加勃起程度。

通常勃起功能障礙指的是在這充血過程中有問題，而威而鋼則是能針對勃起的充血過程，讓充血更為順暢，但是沒有辦法讓它主動充血，一定要有性刺激的情況下，才能輔助充血。

這其實是一種箝制第五型磷酸二酯酶的作用。因為血液開始充血之後，也需要流出來，如果積在陰莖裡會壞死，而第五型磷酸二酯酶就像是一個開關，用來控制血液的流動，將靜脈血管打開，導致血液無法充滿。正常情況下，當陰莖接收到性刺激，第五型磷酸二酯酶不會起作用，血管就不會打開，因此陰莖可以充飽血，但有些人此時血管會打開，血液就流出去，而沒辦法充血，才導致無法勃起。

因此，當第五型磷酸二酯酶被箝制之後，就會直接把血管關起來，血液就無法流出。

綜上所述，威而鋼的作用只是讓陰莖的供血更加充足，並不會影響到中樞神經增加性興奮，所以不要再誤以為「藍色小藥丸」是春藥了！

謝醫師的「泌」密門診

‧威而鋼要見效，你需要知道的事！

1、服用後沒有性刺激就不會勃起。若有其他不適的副作用，通常藥效過後就會一併消失。關於藥效時間約四至六小時。

2、不能與硝酸脂藥物（如心臟病患者服用的硝酸甘油、消心痛等藥物）合用，兩者在相互作用下，可能會引起嚴重的低血壓。

3、提前一個小時服用，讓藥效吸收，每次不宜服用超過一百克。

4、每種藥物都會有其副作用，而威而鋼可能會導致頭痛、面部潮紅、消化不良、肌肉疼痛、鼻塞、腹瀉、頭暈、皮疹等副作用。

5、心血管、肝腎狀態不佳者，服用前應先諮詢醫生。

威而鋼可舒緩高山症狀

高山症主要是人體在高海拔地區會發生的症狀，主要是會全身無力，嚴重者甚至會肺水腫、肺積水導致死亡，而威而鋼本身會讓血管放鬆，讓整個血管舒張，由於高山症患者的血管會比較緊繃，所以剛好可以緩和高山症的高海拔肺水腫的症狀。

威而鋼一開始的發明就是為了治療高山症等心血管疾病，只是後續發現需要高山症藥物服用的人比較少，加上威而鋼治療心血管疾病沒有那麼有效，才轉而成為治療勃起障礙的藥物。

最後還是要強調的一點就是，威而鋼是一個血管擴張的藥物，並不是春藥。另外，威而鋼作為一種藥物，當然都會有其副作用，畢竟是不會天天服用的藥物，因此，只要等待藥效過去，這些副作用也會跟著消失，不用太過擔心。

門診案例：四十二歲男性 X 爬山吃威而鋼

人到中年，就會開始緬懷過去，這名案例覺得自己即將老去，想要抓住青春的尾巴，所以決定來趟青藏高原緬懷之旅。

畢竟是到從來沒有去過的高原地區，男子決定做個身體檢查，跟醫師說了他要去的地區之後，因為當地是高原，醫師就開了威而鋼當處方讓他帶過去。

．治療評估：威而鋼，幫助預防高山症

身為一名男性，怎麼可能認不出「藍色小藥丸」呢？他非常困惑，懷疑醫生是不是開錯藥了，所以特別來泌尿科門診詢問。

「醫生，我是要去青藏高原旅行啊，為什麼我的醫師開這個藥給我？」他想要知道，他的家庭科醫師開給他威而鋼到底對不對。

威而鋼本來的用途，就是用來治療類似高山症這類心血管疾病的用藥，只是後來在陰莖勃起功能方面效果較好，以至於在治療勃起功能障礙上面嶄露頭角，我告訴他：「那名醫生開給你的這個藥是對的，為了讓你預防高海拔肺水腫的症狀發生。」只是這是醫師開的是處方箋，仍舊得自己自費購買。

04

用進廢退說——壯陽藥的新用法

市場畢竟是固定的，當這三種藥物都出來時，需要找到一些藥物的新用法，避免市場飽和，此時犀利士就發現了新的突破。

治療勃起功能障礙的第五型磷酸二酯酶抑制劑藥物其實有三個，一個就是前篇提到的藍色威而鋼，另一個即是黃色犀利士，最後一個是橘色樂威壯。

威而鋼在一九九八年被發現後，其效果實在太好了，席捲全球，其它藥廠看見了商機，隨即便跟進。然而，威而鋼有它的限制，比如必須在性行為之前三十分鐘到一小時內服用才有效，另外，等到四至六小時之後，藥效就會過了。

「壯陽藥」新妙用，預防勃起功能障礙

因此，其它藥廠就希望可以改善這個問題，樂威壯就是這樣發展出來的產品。樂威壯

只要服用後的十五分鐘就會見效，這是藥品結構式的改變，才讓它的作用更快。其實，樂威壯跟威而鋼的差異不大，但三十分鐘縮短為十五分鐘，究竟是否它的意義存在？這就需要交給市場自己決定了。

再來，我們談談「犀利士」！犀利士針對的就是六個小時的藥效。可以想像的是，當你吃了威而鋼準備在半個小時之後，與伴侶來一場完美的性愛，突然間，「叮咚！」朋友竟然按了門鈴，邀約你出門聚餐，不敵朋友的熱情邀約，只好摸摸鼻子出門了，六個小時就這樣過去，之前吃的藥物就浪費了。

因此，犀利士就是特別針對這點做改善，犀利士的藥效可以維持二十四小時，它最主要的訴求就是，「星期五下班前吃一顆，整個週末都不用擔心了！」

市場畢竟是固定的，當這三種藥物都出來時，需要找到一些藥物的新用法，避免市場飽和，此時，犀利士就發現了新的突破。醫生們發現，病人如果長時間沒有行房，其實性功能會衰退，但病人為何不行房呢？最重要、最簡單的原因就在於，他們沒有辦法做出行動。

當病人進行攝護腺根除手術之後，會經歷開刀和住院的階段，通常這段期間沒有心情以及時間有性行為，此時我們發現，如果給予病人威而鋼、犀利士，或是樂威壯等藥物，使病人的陰莖能夠常常處在充血的狀態下，就能降低未來病人有勃起功能障礙的問題。

如果這段時間就像是一般病人一樣地照顧他，而不去注意病人陰莖海棉體充血的狀況，那麼病人未來擁有勃起功能障礙的比例就會很高，不過這也會牽扯到經濟問題，因為這些藥物都必須自費才可以使用。

治攝護腺肥大，排尿更順暢

由於這個驚人的發現，進一步延伸出犀利士這家公司的研究報告，一開始進行臨床實驗，他們給予比較低的劑量讓病人服用，結果發現這類進行攝護腺根除手術之後的病人能維持比較好的性功能，解尿的功能也會變得比較好。

只不過病人得天天服用低劑量的犀利士，才能維持陰莖海綿體勃起的功能。

目前的市場上，犀利士公司主打服用一顆藥丸，可以解決性功能障礙，同時也能幫助排尿功能更加順暢，而威而鋼也跟進研發出類似的低劑量藥品，因此市面上開始有這樣用法存在。之後，若是有病人同時擁有性功能和排尿功能障礙，就可以考慮服用這樣的藥物。

必須注意的是，這樣的藥物無法避免攝護腺肥大，但可以避免攝護腺肥大所引起的症狀。同時，這個研究報告畢竟是廠商所贊助出來的結論，有些醫生在使用上並沒有獲得相同的結果，因此在可信度上面，醫界還是持保留態度。

除了在使用藥物上必須注意醫師處方之外，我們也能得到一個重點，性功能往往是不用的時候會比較差，如果經常有性行為，其實就比較不容易有障礙出現，適當的性行為其實對於人體有幫助的，反而是長久沒有性行為的人，才會有性功能退化的問題，這就是所謂「用進廢退」的概念。

「過度性行為，是否造成不可逆的傷害？」目前還沒有任何證據能證實，但唯一能夠確定，假如有一個人骨折，導致他許久都沒有性行為，那麼日後罹患性功能障礙的機率就比較高；如果真的不幸罹患性功能障礙，那麼就需要醫師的輔助用藥，藥物幫忙了幾次之後，也許就可以恢復原狀，不須再用藥了。

最後，這類的壯陽藥並不會造成藥物成癮的問題，所謂的藥物成癮，必須是藥物本身會讓病人產生依賴性，導致病人不吃它就會感到難受，而像是壯陽藥這類的藥物，只有在需要性行為時，大家才會想得到它們，平時根本把它們遺忘在抽屜的角落。

而大部份使用壯陽藥物的主流方式，還是以短期使用，也就是有需要才用為主，因此短期使用是不會有問題的。長期使用的話，前面提到的犀利士和威而鋼後續研發出的低劑量藥物，目前的研究報告尚未提出副作用，長期服用的人也算是少數，畢竟也有經濟負擔上的壓力。

門診案例：五十二歲運動男Ｘ摔傷後竟不舉

這名案例是個喜歡運動的中年男子，他常常會騎著自行車健身，體態也維持得很好。有一天，他騎自行車卻摔傷了，造成左腿骨折，不幸的是，他的傷口比較髒，手術之後又併發了骨髓炎，反覆治療了半年，傷口才整個痊癒。

半年之後，等到骨折好了，傷口也都好了，但是他發現自己竟然無法勃起，讓他大受打擊，急忙來到泌尿科的門診詢問。

．治療評估：輔助藥物改善勃起功能

「醫師，自從我骨折好了之後，就發現我沒有辦法勃起了！」他懷疑是不是治療過程中出了差錯，或是藥的副作用導致他勃起功能有障礙。

經過一連串的詳細檢查後，發現他完全沒有任何問題，之所以患有勃起功能障礙，是因為這半年來都沒有好好地跟太太行房，才會造成他陰莖海綿體充血不足，讓他不舉。

發現了原因就很好解決，我們開了威而鋼的處方箋給他，使用這類壯陽藥物大約兩三次後，他便可以不需要藥物的輔助，也能夠恢復原來的「雄風」了！

05 縱慾過度是種病？

一般認為，縱慾過度可能造成疲乏、無力、臉色蒼白、手指發抖、蠟黃、印堂發黑或是恍惚的狀態，這些都是傳說中的症狀！

「自己是不是縱慾過度？」老是用力過度，換來垂頭喪氣，不免讓男人們發出這番疑惑。

臨床上，難免會遇到一些二十幾歲的小年輕，可能因為早洩，或是勃起功能障礙而前來就醫，這樣的病人會朝著「是不是縱慾過度，所以才腎虧」的方向思考。

別擔心，休息一下再上場！

假使遇上這樣的狀況，我其實不太會幫病人開藥，仍會先確認病人的情況之後，再告訴他：「其實沒有縱慾過度這件事情。」

性行為跟吃飯的概念一樣，你覺得飽了，那就吃不下了；相同道理，除非是身體上有疾病，不然再怎麼強迫自己，男性只要一次勃起射精之後，一定會有一段時間沒辦法射精，必須等一段時間後，才有可能再次勃起。

當連續太密集的時候，不勃起的時間就會愈拉愈長，這本來就是正常的機制，所以很難有所謂的「縱慾過度」發生。

性行為就等於是一口氣爬了兩層階梯，當你每爬兩層休息一次的狀態下，本來就不會有什麼問題產生，只要有足夠的休息時間，也很難釋放太多能量，當你的能量釋放到一個程度時，你就爬不動了。因此，縱慾過度這件事情，僅僅只是一個傳說罷了。

一般認為縱慾過度可能造成疲乏、無力、臉色蒼白、手指發抖、蠟黃、印堂發黑或是恍惚的狀態，這些都是傳說中的症狀。反過來說，「縱慾過度」這個名詞其實比較像是中醫使用的詞彙，這些症狀如果以西醫的角度來看，這些病人的代謝狀況可能都有問題，身體上已經有其他的疾病，而不是所謂的縱慾過度造成。

那麼，有上述問題的病人，是不是真的還能夠有性行為？這部份也很值得質疑。

謝醫師的
「泌」密門診

•精液有血，怎麼辦？

有些人認為自慰到最後射出血液，是因為縱慾過度的原因，其實那是「血精」，跟縱慾過度沒有關係。血精可能是攝護腺發炎，也有可能是攝護腺的微血管破裂，當然也有可能是罹癌。血精其實就是精液裡面有含血，當精液的產生過程有一個環節出錯，都有可能造成精血症（Hemospermia）。

血精裡面大概只有百分之一，真的是因為罹患重大疾病所造成，比如癌症，但這機率微乎其微，醫生會安排檢查通常是為了那百分之一的機率。百分之九十九的血精會發生在兩種人身上：一種是性行為非常密集，另一種是性行為間隔很久。密集不代表縱慾過度，只是因為攝護腺發炎，微血管破裂而已，就跟流鼻血一樣，自己會痊癒。有些血塊會留在攝護腺裡面，之後幾次的射精可能都會含血。

大多數的血精都是良性發炎，一般會建議抽血檢驗是否是那倒霉的百分之一，其實都可以放心。

精子跑到膀胱去了

首先，我們需要釐清所謂的「無精」，指的是無精蟲還是無精液。

如果是「無精蟲」，就必須要去檢查精蟲跑去哪裡了？精液裡面沒有精蟲，有可能是睪丸的問題，或是輸精管像是結紮一樣被綁掉；第二種是「無精液」，這部份也要就醫檢查到底是沒有產生精液，還是有精液的產生，只是發生了所謂的「逆行性射精」。

精液透過交感神經作用傳達後，使膀胱頸收縮，連帶著海綿體周圍肌肉一起收縮，讓精液從尿道口射出。逆行性射精則是當膀胱頸無法收縮時，膀胱內的阻力較尿道小，反而使精液反向射到了膀胱，這種情況並不會造成病人身體功能上的損傷，但是會導致不孕。

這類病人的精液會在下一泡解尿之後，隨著尿液一起流出來，所以蒐集這一類病人的尿液會發現裡面有精蟲。這種就必須要看是什麼原因造成的逆行性射精，任何手術、疾病或是藥物的影響，都有可能影響交感神經作用，影響膀胱頸無法收縮。

如果是藥物的因素，只要把藥物停掉就好；如果是神經結構的因素，就必須矯正神經結構，大部份病人在沒有受傷的前提下，大多是因為藥物所導致的。

例如有一些攝護腺藥物的藥效比較好，會讓整個攝護腺放鬆，放鬆後的結果往往會導致膀胱阻力變小，所以射精時，精液就不會往尿道走，反而跑到膀胱內，造成逆行性射精的現象。

天賦異稟？這是種病！

男人不是擔心不舉，就是害怕早洩，但還有一種情形，讓有些男人感到困擾，就是「延遲性射精」，這個疾病可以說是目前男性性功能障礙中，治療效果最不好的一種。

患者通常是三、四十歲的中年男子才會選擇就醫，因為年輕人都會希望自己「持久」，當發現自己可以持續很久時，大都會認為自己天賦異稟，相當驕傲，不過等到結婚之後，卻發現自己怎麼樣都射不出來，還得靠自慰才得以射精，雙方累得要死不說，還可能造成女方疼痛不適，甚至可能導致不孕。

如同前面所講，性行為一直勃起，但持續了半個小時、一個小時，病人也無法射精，引起卡彈的原因分成三點，不過至少有八成左右都是心理壓力造成的，自慰時可以順利射精，等到提槍上陣時，卻難以發射，因此當壓力解除後，才能矯正他的狀況。另外兩點則是因為藥物影響，如部份精神科或是攝護腺用藥，以及糖尿病患者因射精神經遭到破壞而延遲射精。

很多年輕人會擔心自己以前自慰過度，所以才產生這些問題，事實上這都是誤解，這些疾病都是其他原因所導致，跟自慰一點關係都沒有，通常我將前因後果闡述一遍之後，來門診的年輕人大多數這才放下心來，因為這真的就跟吃飯一樣，如果你相信有人吃到把自己的胃撐破，那通常都是精神上有些問題的人。

門診案例：二十四歲電動宅男X因為自慰導致早洩？

這名案例是一個只有二十四歲的小男生，每天都窩在家裡打電動，不喜歡外出，以自己是個宅男為傲。等到他好不容易跟一個女孩子相談甚歡，女生也對他有所好感，不久之後，他們兩個也在一起了，當兩人發展到最後一個步驟，男生卻發現自己竟然從宅男變成快槍俠，因此非常煩惱前來就醫。

他認為是不是自己以前單身時縱慾過度，時常自慰，導致性功能發生問題。其實不是這樣，首先，醫學上從來沒有自慰過度的事情，因為射精之後，本來就會有一段時間不會射精，就跟吃飽飯以後，就不會想吃飯一樣。

・治療評估：輔助藥物改善勃起功能

聽完這個男生的感情史，我發現他會早洩的原因是沒有性經驗，導致第一次時興奮度太高，才容易在一開始時就射精。

「女生的高潮都是慢慢來的，記得跟女友之間的前戲要做好，一開始不要讓自己太過興奮。」我跟他說如何延遲射精的方法，剛開始的時候，需要讓自己稍微分心，興奮度不要那麼高。

等到這名男大生回家，經過幾次嘗試過後，發現自己還是興奮得難以控制，再服用必利勁，成功幾次之後，他就會開始對自己有信心，也就能解決早洩的問題，慢慢調整，讓彼此處在協調的狀態。

•性愛過於激烈，會造成「馬上風」？

有些人本來心血管就不好，或是本身先天血管裡就有腦血管瘤，因為沒有症狀，必須依靠電腦斷層掃描才會知道，所以當他的血管爆開時，可能剛好他正在從事性行為。

我們必須要先釐清一個觀念，我說過一次性行為像是爬兩層樓，其實也不算是太刺激的事情，但是人倒霉的時候，就算喝水也能噎到，他只是剛好在性愛過程的時候爆發了。

如果睡覺中間血管爆開，大家不會覺得怎麼樣，但因為馬上風很有新聞性，我們才覺得很特別，其實它就是一種腦中風，也剛好在那個時機點發生而已。

性行為是否刺激因人而異，對大部份的人來說是沒問題的，但有些人身體狀況本來就不好，可能對他來說就是一種負擔，所以不用把性行為這件事情看得太嚴重。

下半身的隱藏「圍」機——泌尿腫瘤的安心醫療！

下半身的隱藏「圍」機，主要圍繞在整個腹腔裡面的泌尿道系統，包括有攝護腺、膀胱、腎臟、睪丸等器官，衍生的癌病就有——攝護腺癌、膀胱癌、上泌尿道尿路上皮癌、腎細胞癌、睪丸炎等。

特別的是，這些泌尿腫瘤大多沒有明顯徵兆與症狀，因此，讓許多人因而錯過黃金治療期！

01 早期攝護腺癌——當心無聲潛伏的地雷

衛生福利部公布「二〇一七年十大癌症」，攝護腺癌排名第六位！

「罹患攝護腺癌，是不是沒辦法生小孩了？」一名青年男子憂慮地問我。

臨床上，遇過不少男性確診出攝護腺癌之後，認為自己得了不治之症，更唯恐影響男性雄風，成了「現代太監」，其實並不如想像的那麼可怕。

一有症狀，趕緊就醫是王道！

對於早期攝護腺癌而言，並沒有太多明顯症狀，一開始只是小小的硬塊長在攝護腺裡面，攝護腺也不會有太大的體積變化，除非剛好發生攝護腺肥大問題，造成解尿不順，進而就醫才被確診出來。

一般而言，醫生會根據病人的身體狀況和年紀，評估是否進行攝護腺癌的篩檢，檢驗血液中的攝護腺特異抗原（PSA），如果PSA有升高的情況，就會懷疑可能是癌症，再討論進行切片篩檢，才能夠確診，如果PSA的數值正常，通常就是持續追蹤，重點放在改善病人目前的頻尿症狀。

有些人可能會談「癌」色變，同時癥結於「早期」與「晚期」的差別，然而以現今的醫療發展來說，癌症已經不再是不治之症，應該重新定義為可控制的慢性病。當然，早期檢出，早期治療，癌細胞存留在身體的時間短，治癒率相對就會比較高。

「醫師，那麼我要如何知道，自己是否有早期的攝護腺癌呢？」

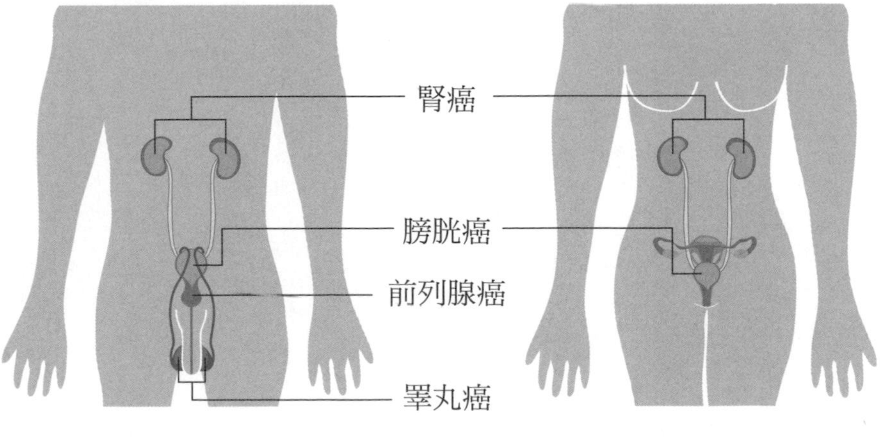

泌尿系統的癌症圖示

「這確實一個困難的問題，不過，一有症狀，趕緊就醫就對了！」

任何早期的癌症，可能幾乎沒有相應症狀，早期攝護腺癌也不例外，必須透過抽血，發現到ＰＳＡ有升高跡象，並透過切片才有辦法診斷出來。

當自己發現解尿不順、常常頻尿、下腹疼痛等情況，大多是攝護腺肥大的症狀，民眾其實不必過於焦慮。然而，一旦遇上下半身私密處的隱藏「圍」機，千萬不要不好意思，接下來尋求醫療的管道，正是相當重要的下一步！

積極治療與否？先評估癌症的進展

認識癌症的一個大前提，就是了解癌症如何進展。

關於癌症治療，大多數人都能理解並接受手術、放化療等程序，然而當你理解攝護腺癌疾病的發展過程，再回過頭來思索要不要治療，又是不太一樣的狀況。

大部份攝護腺癌的進展較為緩慢，只有少部份進展迅速，因此，有這種特殊說法——臨床上有意義的攝護腺癌，以及臨床上沒有意義的攝護腺癌。

所謂「臨床上沒有意義的攝護腺癌」，根據國外屍體解剖的實驗，發現非攝護腺癌死亡的病人，約有三分之一都可以找到攝護腺癌的癌細胞，然而這些人並非全因攝護腺癌死亡。那麼，攝護腺癌到底是不是一個深具威脅的癌病呢？至今仍是醫界爭論不休的議題。

根據衛生福利部公布二〇一七年十大癌症，攝護腺癌排名在第六位，代表了攝護腺癌發生率很高，但並不代表造成必然的死亡率。

一項醫學研究顯示，許多攝護腺癌的病人，最後死因不是攝護腺癌，而是其他的疾病，以上告訴我們，罹患攝護腺癌，並不會要了病人的性命，因此，假使對於這項癌病的發展歷程有所了解，不見得會對生活造成多大的困擾！

當然，另一部份「臨床上有意義的攝護腺癌」，有著極高的惡性度，就需要特別留意。

然而，二〇〇九年的醫學調查報告指出，進行規律的攝護腺癌篩檢，並沒有降低整體攝護腺癌的死亡率，無形中就說明，快慢與機率，仍需依照每個病人的狀況而定。

積極觀察也是一種治療

早期的攝護腺癌診斷出來之後，病人的治療選擇通常有三種：一是手術；二是電療；三是積極觀察。

前兩者相當明確就是針對患部，進行切除或化學療程，而積極觀察並非什麼都不做，而是觀察疾病的變化。如果進展得很緩慢，或屬於「臨床上沒有意義的攝護腺癌」，那麼可以藉由觀察即可。

「那麼，要觀察到什麼時候呢？」觀察到它變壞了，變成「臨床上有意義的攝護腺癌」，或從原本很溫和的癌症轉變成劇烈的狀態，此時再做處理。

「若是進行手術，切除攝護腺，是否就不能生孩子了？」確實，執行攝護腺切除手術以後，肯定會對生育產生一定影響，但這還不是切除後的主要困擾，因為就算現行使用達文西機器人手臂來嚴密操刀，還是免不了病人術後的尿失禁。

國內外研究者發現，目前仍無法完全避免這類型術後尿失禁，由於不全然是手術本身所引起的後遺症，很大原因在於病人的身體狀況和膀胱功能的降低。

除此之外，採用放射治療容易造成身體內臟的傷害，也不是全然的安全，加上病人先天體質上的關係，使得膀胱或腸子容易發生出血狀況。然而，任何的治療都有一定機率造成不好的副作用，因此，更需要依據每個人的狀況選擇治療方式。

「積極觀察，也是一種治療！」我常常告訴病人和家屬，假使評估為沒有意義的攝護腺癌，或是較為溫和的情況，再加上病人本身的身體條件並不那麼理想，那麼，是不是真的要使用那麼積極的手段，真的就需要好好考慮了！

謝醫師的
「泌」密門診

•什麼是「冷凍治療」和「高頻治療」？

基本上，「冷凍治療」和「高頻治療」與手術、電療屬於同一個範疇，都是近十年來才發展出來的新技術！

此種治療已獲得國家許可，比較大的問題在於，因為攝護腺癌通常進展較為緩慢，目前運用在臨床上，並沒有長達十年或二十年的數據，僅有五年的追蹤結果可供評估，尚在發展階段中。

不過，仍有相當程度的效果可供證實，只是不像手術和電療這種標準治療來得強大，因此選擇此種治療方式時，患者必須先有心理準備。

門診案例：八十二歲伯伯Ｘ評估高低風險決定治療方式

「醫師，我有需要開刀治療嗎？」老伯伯慢條斯理詢問著治療上的選擇。

一名上了年紀的老伯伯，意外發現攝護腺癌第二期，經過抽血、切片和電腦斷層等評估之後，發現他是一個臨床低風險的攝護腺癌。

・治療評估：採取積極觀察，與之和平共處

經過討論之後，因為病人的年紀已經高達八十二歲，再加上屬於臨床低風險的攝護腺癌，所以我建議他採用積極觀察，並不需要進行電療或開刀等行為。後續的觀察都在穩定狀態，也不太會影響到他的日常生活。

臨床上，另一名六十二歲的大哥，因健檢發現ＰＳＡ升高，進一步攝護腺切片，發現是惡性度高的第二期，由於屬於高風險，於是建議採取手術、電療，術後也都恢復良好。

「癌症都需要積極治療嗎？」正如前面一再強調的，治療與否，需要全面評估癌症的狀況，以及病人本身的情況（年紀、症狀、體能等），假使癌症沒有威脅到生命之危，其實只要把它當成是種慢性病，與它好好和平相處即可。

02 晚期攝護腺癌——容易骨轉移的惡病！

晚期攝護腺癌並非一發現就會來不及，而是因其他轉移症的明顯狀態，才被病人或醫師發現，最常見的就是骨轉移，產生骨頭疼痛、脊椎不適的現象。

「謝主任，我尿尿好痛，而且從腰部、脊椎，一路痛到膝蓋關節，到底怎麼了！」一名已有漏尿、頻尿症狀的大哥，細說近期身體上種種變化。

「我需要幫你進一步抽血檢驗，然後評估是否切片觀察……」我慢慢地說著，也請他不要過度害怕。

荷爾蒙療法，抑制癌細胞增生

晚期攝護腺癌並非一發現就會來不及，而是因其他轉移症的明顯狀態，才被病人或醫師發現，最常見的就是骨轉移，產生骨頭疼痛、脊椎不適的現象。

因為攝護腺癌的癌症特性，它的癌細胞特別喜歡往骨頭的部位跑，由於病人已經顯現出症狀，需要趕快減輕身體上的疼痛與困擾，採取治療就有積極性意義。

面對骨轉移的攝護腺癌，目前已經有相當成熟的荷爾蒙治療法，有著良好的控制效果，也有其他針對骨轉移的專屬藥物，都有相當大的療效。

所謂的荷爾蒙治療法，就是控制病人的睪固酮，使其下降、萎縮。雖然不能確定睪固酮太多，是否會引發攝護腺癌，但是睪固酮本身確實會使癌細胞再次生長和擴散。

然而，當癌細胞萎縮到一定程度時，竟也會自己另尋出路，不再倚靠睪固酮，也可以自行增生。不過，現在也在發展新的藥物，例如第二線更強的荷爾蒙治療，另一種就是免疫治療和標靶治療。

根據臨床觀察，青壯年罹患晚期攝護腺癌的比例較低，病人大多有一定年紀，加上有一半並非死於攝護腺癌，而是死於其他疾病，比如說心血管疾病、中風等，因此治療上主要是以控制為主，需要針對各別病況、體質加以討論，才是最好的作法。

謝醫師的
「泌」密門診

•該怎麼預防攝護腺癌？跟性行爲有關嗎？

基本上，目前沒有關於癌症的確切預防方法，有小部份癌症來自基因、遺傳，大部份癌症屬於多重因子，假使基因已具備一些缺陷，加上長期暴露在致癌因子之下，此時再有一些不好的生活習慣，當種種因素加乘在一起，最終就可能使人罹患癌症。

因此，平日盡量維持良好的生活習慣，避免接觸致癌物質，把握自己能夠控制的變因，至於生而帶有的基因，那就無須徒增煩惱了。

關於性行為會刺激睪固酮，誘發攝護腺癌的這件事，在二十年前曾被懷疑有關聯性，不過經過這些年的不斷驗證之下，已經被醫學推翻沒有任何關係，更不會造成攝護腺發炎的情況！

治療中留意骨鬆，口齒保健為先！

當病人採取荷爾蒙治療法，將導致男性睪固酮大幅降低，增加骨質疏鬆的機會，加上攝護腺癌細胞容易轉移骨頭，骨頭品質相對受到影響，此時就要避免跌倒，留意鈣質攝取、牙齒保健、口腔衛生等。

「謝醫師，我好害怕會骨質疏鬆，有需要自費去打補骨針嗎？」

對於攝護腺癌的病人來說，並不需要再特別施打「補骨針」，因為這類雙磷酸鹽藥物，已經比平常吃的補鈣的保健藥物都強上一千倍。醫師有時會在治療癌症的過程，評估使用雙磷酸鹽類的藥物，以便保護病人的骨質。

不過，這類藥物會造成牙槽附近血管的供應度較差，病人若此時進行牙齒手術，比如拔牙等，傷口會不容易癒合，嚴重將導致感染、失血等情況，不可不慎。

因此，面對晚期攝護腺癌的病人，在保骨藥物尚未使用之前，建議先到牙科處理牙齒問題，假使使用保骨藥物之後，就不能再進行牙齒手術了。

另外，荷爾蒙治療也容易增加心血管疾病的風險，一方面由於睪固酮減少，一方面在於國人認知生大病，就要加強進補，反而適得其反。根據現今民眾的飲食習慣來說，真正營養不良的人已是少數，不斷的進補，反而增加心血管疾病的風險。

「那麼，癌症病人就不需要食補了嗎？」

「當心，補太多也會出問題！」基本上，還是要評估癌症種類和病人狀況，大多數的癌症都不需要特別進補，若是真有營養不良的情況，再做補充即可。如同前面所述，攝護腺癌病人有一半死於其他原因，其中心血管疾病就佔了大部份！

門診案例：七十八歲男性退休教師 X 攝護腺癌合併脊椎轉移

「醫師，你看看我爸爸到底怎麼了？」女兒愁眉苦臉地問，好不容易把父親帶來醫院，可以看出為人子女內心的為難。一名老伯伯由於下背痛，因耐受力極高，加上害怕就醫的心態，在子女好說歹說之下，拖了半年才肯來醫院進行檢查。

・治療評估：採用荷爾蒙治療

輾轉經過一些檢查之後，發現他是攝護腺癌合併脊椎的轉移，因此導致下背痛。

家屬聽完之後，相當擔心，進行家庭會議之後，評估可以採用荷爾蒙治療法，果然得到了良好的控制，也能減低病人的疼痛。過了兩個月後，病人的情況好轉許多，下背已經不再劇烈疼痛，目前已經可以恢復日常生活，上禮拜全家人還開心一起爬山出遊呢！

03 侵犯與非侵犯性膀胱癌——治療不難，難在復發？

膀胱癌容易被發現，治療上也不太難，困難的是容易復發。癌症並非單一主因，通常是整個系統發生了變化，假使膀胱黏膜左邊發生病變，右邊可能也會癌化。

「醫師，我有血尿啊！」一名中年婦女急忙跑來診間，對於看見馬桶裡的鮮血依然怵目驚心，遲遲無法平復。

「先別急，這幾天是否感到排尿疼痛？等等我們再進一步檢查。」我試圖安撫著她的情緒。

非侵犯性膀胱炎，九成發生無痛血尿！

膀胱是一個空腔，它的最裡面有一層黏膜，黏膜的下面則是肌肉層，肌肉層可以當作是一個強壯的牆壁和城牆，所謂「非侵犯性膀胱癌」指的是膀胱癌只長到黏膜，沒有長到黏膜下面的肌肉層，所以癌細胞如果長在黏膜，就會被城牆擋住；反之，若是長到下方的肌肉層，就是「侵犯性膀胱癌」。

所有癌症都不容易被早期診斷，但膀胱癌卻是個例外，例外原因在於我們每天都在解尿，尿液會不斷沖刷膀胱，一旦有血尿症狀，雖然不一定都是膀胱的問題，臨床上通常可以透過血尿、頻尿、排尿疼痛等狀況，進一步被檢驗出來。另外則是透過內視鏡，進入膀胱的空腔檢查，即能發現黏膜是否發生癌變。

膀胱癌容易被發現，治療上也不太困難，但困難處在於容易復發。由於癌症並非單一成因，通常是整個系統發生變化，因此，假使膀胱黏膜左邊發生病變，此時右邊可能也在慢慢癌化。

針對非侵犯性膀胱癌的治療方式，基本考量是不能「亂槍打鳥」——拿掉整個膀胱，除非是在極高的風險評估之下，才會做出這樣的決定。

舉例來說，當你發現房間裡面有一點點漏水，但只是一滴、兩滴，可能就是局部檢查和補強；假使是一大攤的漏水現象，就可能考量拆下整個天花板，全面檢查維修。

・**治療第一步**：透過內視鏡刮除腫瘤，待確定為非侵犯性膀胱癌，則根據癌細胞的多寡，評估是否灌注藥物至膀胱內，或是再觀察。

・**治療第二步**：刮除和藥物灌注之後，並不需要服用任何藥物，重點在於定期追蹤（三個月回來一次），避免復發。由於治療上並沒有那麼困難，所以許多病人就有所輕忽，特別是一年之後，就不再回診了，反而容易出現問題。

侵犯性膀胱炎，免疫治療派上用場！

「醫師，我一定要拿掉整個膀胱嗎？」當癌細胞已經「吃到」肌肉層了，城牆失去防禦能力，等於失去肌肉的保護作用，就產生轉移全身的巨大風險！

臨床上，面對侵犯性膀胱癌的病人，過去通常會趕緊進行膀胱切除手術，再進一步做化學治療。然而，目前醫學研究發現到，可以在開刀之前先做化療，將癌細胞控制在膀胱裡面，再做刮除手術，確定清除癌細胞，如此還能保住病人的膀胱，減少未來生活的不便。

假使真的需要拿掉膀胱，現行醫療技術可以透過自體腸子做人工膀胱，人工膀胱與原本的作用相似，就不需要額外做人造口。除非真的沒辦法做人工膀胱，才會考慮做造口。

「糟糕了，沒有武器了，怎麼辦？」膀胱癌到了後期，可能需要採用化療，部份病人可能對化療反應不佳，認為「已經沒有武器」了，不免湧上深深的絕望感，不過現在有最新的治療曙光——免疫治療。

免疫治療目前屬於全新的藥物，對於人體的整體影響與療效還未可知，仍在探索當中，但根據臨床發現，進行免疫治療反應不錯的病人，癌症控制確實相當良好。針對侵犯性膀胱癌的病人，現階段不建議一開始就進行免疫治療，還是以化療為優先，假使真的反應不好，再來考慮做免疫治療，一方面控制住病情，一方面也能找回較好的生活品質。

門診案例：五十二歲家庭主婦×持續無痛血尿，經診斷為膀胱癌

一名中年婦女，因為持續性血尿而來就醫，由於血尿並不會痛，也不是每次都有血，一開始覺得沒事，但經過三個月後依然「每尿就帶血」，才讓她驚覺不對勁。

・治療評估：採取化學治療或刮除手術，後續定期追蹤

經過檢查發現，所幸只是表淺性的膀胱癌，經過化學治療之後，症狀有所好轉，也不影響日常生活，後續只需要定期追蹤即可。

另一名六十二歲的中年大哥，可就沒這麼幸運了，由於斷斷續續的血尿長達半年了，來到門診檢查後，發現膀胱患有腫瘤，經過內視鏡的腫瘤刮除手術，發現屬於侵犯性的膀胱癌，因此建議化療後，再行安排後續治療。後來，也能夠穩定控制病情，定期回診即可。

04 上泌尿道尿路上皮癌——無痛性血尿快就醫！

世界衛生組織（WHO）也研究證實，PM2.5確實會提高罹患肺癌和尿路上皮癌機率……

「醫師，我最近常常小便紅紅的，是不是泌尿道感染了呢？」

「千萬別輕忽，血便可能是其他相關病變，一定要趕快就醫！」

上泌尿道上皮癌，大致發生在膀胱、上泌尿道（腎盂和輸尿管）的表皮，由於沒有明顯的症狀，如果發生無痛性血尿，就要進一步檢查。

空污、染劑、馬兜鈴酸的致癌危機

上泌尿道指的是腎臟和輸尿管，通常這類癌變大部份都長在膀胱，就國外案例很少長在腎臟和輸尿管，然而在台灣卻有高比率長在腎臟和輸尿管。

根據醫療統計，台灣膀胱癌發生率為每十萬中有六．九人，其中上泌尿道尿路上皮癌（包括腎盂、輸尿管等部位）的發生率，十萬中就有二．七人，而且女多於男，特別是南部民眾更高出全台三倍之多，主因在於長期吸進空氣中有毒懸浮微粒（PM2．5），或是接觸化學染劑、過去的烏腳病流行區、服用含有馬兜鈴酸的中草藥氾濫所致，總體發生率也遠高於其他國家，算是台灣的特有疾病，因此又被稱作「另一種國病」。

世界衛生組織（WHO）研究證實，PM2．5確實會提高罹患肺癌和尿路上皮癌的機率！因此，平日要特別留意空氣污染問題，外出可攜帶口罩。

早期發現，早期治療，當然是一個最好的方式，上泌尿道尿路上皮癌的早期症狀容易有血尿，一旦發生血尿，就要趕緊尋求正規醫療，就有辦法檢查出來。

「千萬不要胡亂服用藥物！」因為台灣成藥太過發達，一些民眾一有問題就自行購買成藥，然而就算中藥也有自己的藥性、副作用，最好的方式是使用中藥就找中醫師，依據每個人身體狀況做不同的調配，因人、因時、因地給予不同的治療，無法以一種藥物或一種方式囊括所有人，才不會治病不成反害命！

謝醫師的
「泌」密門診

・馬兜鈴酸，究竟是不是毒？

任何藥物都有它可能的副作用，因此需要在安全劑量內使用，馬兜鈴酸在中藥裡是一個正常成分，但是如果過量的使用，就會對健康造成危害，同樣的問題，在西醫、西藥的使用也是一樣。

舉例來說，普拿疼是一種很好的止痛藥，但是過分地使用它，也會造成病人的肝衰竭。很多藥物的最大問題，在於不知道它的安全劑量在哪裡，卻仍舊大量的使用它。

因此，過猶不及都並非好事，唯有在專業醫師的評估與建議之下，適時、適量，才能夠適用，藉此幫助人們找回健康。

牽一髮動全身，最後恐怕需要洗腎？

在台灣洗腎人口裡罹患此類癌症的比例相當高，有些可能是在洗腎過程中發現，也有些在洗腎之前，腎臟快壞掉的情況下，就被診斷出來。

針對上泌尿道尿路上皮癌的治療方式，由於包括整個泌尿道，牽一髮而動全身，可說環環相扣，需要進行整體評估，治療選擇也會依據病人的腎功能而調整。

上泌尿道尿路上皮癌手術的範圍相當大，可說橫跨整個後腹腔，因此，即使是長在輸尿管，那一側的腎臟和輸尿管就要一同拿掉，進行切除手術時，連帶切除腎臟和同側的輸尿管，一直切到輸尿管進去膀胱的部位。

於是，病人拿掉一側的腎臟，對於腎功能就造成影響，若是兩側的腎臟都患病，就得走上洗腎一途了！

此外，容易多處復發也是此病的特點，假如病人今年左邊長了腫瘤，切除了左邊腎臟，隔了兩年後，右邊又長出來，右邊又被迫切除，那麼也就不得不洗腎了。

門診案例：五十八歲的女性 X 洗腎八年查出尿路上皮癌

這名中年婦女已有洗腎八年的病史，每天的尿量大概就是兩百毫升左右，可以說相當少量。最近一個月竟然發現，每次小便都會發現流血情況，而且感到腹痛難耐，經過四處求診的過程，最後來到我的診間。

・治療評估：採取手術，後續定期追蹤

透過問診細節，知道她平日已經有相關症狀出現，卻遲遲未就醫，導致了病情有所延誤。

後來，檢查結果發現在左側的輸尿管發生癌變，確診為上泌尿道尿路上皮癌，討論之後趕緊安排手術，進行左側腎臟輸尿管和膀胱袖口的切除手術。手術相當成功，靜養之後的她慢慢恢復元氣，一次例行性巡防，躺在病床上的她說著：「謝謝醫師，早知道這樣，那時就該早點就醫的！」

05 腎細胞癌——沉默不語的奪命殺手

腎細胞癌可謂見證了一個醫學的發展史，二、三十年前，超音波尚不普及的時候，腎細胞癌很難被早期發現，都得要癌細胞長到很大的時候，才會被檢查出來……

「謝主任，最近發現尿尿都有血，而且常常不明腰部疼痛，腹部也好像摸到腫塊……是不是更年期的內分泌問題呢？」一名四十多歲的女主管，穿著一身套裝，正襟危坐地看著我。

「妳這種症狀好像不是簡單的內分泌失調喔，需要進一步檢查！」當上班族長期感到腰痠背痛，可能不能只是貼貼藥膏就好了！

內分泌失調，小心腎臟在抗議！

腎細胞癌可謂見證了一個醫學的發展史，二、三十年前，超音波尚不普及的時候，腎細胞癌很難在早期就被發現，都得要癌細胞長到很大的時候，才會被檢查出來，因此還可能形成類腫瘤症候群，當腫瘤長大之後，分泌出類似內分泌物質，造成病人表現出內分泌失調的徵狀，舉凡：盜汗、心悸、夜夢等，一些非典型的情況，導致腎細胞癌更難被診斷。

然而，到了近代，大部份的腎細胞癌，都可透過超音波檢驗，照到一個三、四公分的腫瘤，進一步進行電腦斷層，診斷出腎細胞癌症。

根據臨床經驗，腎細胞癌有三項非常典型的特徵：血尿、腰痛，以及腰部摸到腫塊，然而一旦檢出，多半已是晚期。

「那麼，到底是什麼原因造成腎細胞癌呢？」

腎臟為成對，位於腰部兩側、靠近背側的腹腔內，負責維持體液和電解質的平衡，最後產生尿液排出體外，因此，水和血液就是其中重要的元素。腎細胞癌則是長在腎臟的癌症。

號稱「人體淨水廠」的腎臟，可說是過濾身體雜質的重要器官，人體中的血液大約有四分之一流經腎臟，假使長期暴露在有毒物質中，這些毒素就會藉此進入血液，長期下來自然導致腎臟功能的損傷，加上肥胖、糖尿病、三高等種種健康因素，最後都可能導致腎細胞產生癌變。

根據臨床研究，關於腎細胞癌的年輕化趨勢，大抵脫離不了肥胖、三高體質與抽菸惡習。

標靶基因，良好的控制效果

在早期，當腎細胞癌長到很大時，腫瘤會直接侵犯到下腔靜脈，下腔靜脈是身體靜脈主要的回流管道，最後走到心臟，然而卻因此造成血流阻塞。

針對腎細胞癌的治療方法，通常建議直接進行手術切除，不過需要一併切除下腔靜脈的一部份，由於是一個大手術，需要會同心臟外科一起合作，並使用人工血管，替代那個被癌細胞侵犯的下腔靜脈。

由於腎細胞癌早期的化療效果很差，當時最早的免疫治療就是用在腎細胞癌，只是副作用非常大，治療效果也只比化學治療好一些。

這幾年已有新的標靶治療，發現腎細胞癌的標靶基因，應用在患有腎細胞癌的病人，能夠得到穩定的控制與成效，也因此推廣到其他的癌症別上。

門診案例：三十六歲的女性上班族X因上腹疼痛意外發現腎細胞癌

一名輕熟齡的女性，平日是個朝九晚五的上班族，由於最近經常加班熬夜，飲食上可能不太正常，導致胃食道逆流，因此特地請了假，前往腸胃科做檢查。

由於胃酸逆流嚴重，醫師幫她進行腹部超音波，確保裡面是否有其它病兆，過程中同步掃描到腎臟，竟意外發現左側腎臟有一個四公分的腫瘤，於是轉介到泌尿科。

・治療評估：採取手術，後續定期追蹤

因為這顆腫瘤是四公分左右，而且長在腎臟的邊緣，所以跟病人討論過之後，趕緊安排部份腎切除手術。手術之後，左邊的腎臟順利地保留了下來，也同時確定左邊腫瘤是一個腎細胞癌。

所幸發現時，腫瘤還不算太大，屬於第一期的腎細胞癌，加上趕緊進行切除手術，後續病人的癒後還算不錯，現在只需回門診定期追蹤就可以了。

06 睪丸癌——小心禍及子孫的異狀

一旦發現睪丸變大了，就要考慮是否有罹癌的可能，畢竟癌症本身會致命，只要有一點點的可能，就必須盡早治療……

「天啊，我的睪丸老是硬梆梆，感覺痛痛的！」一名男大生跑到診間，略帶羞澀地對我說。

「睪丸腫大的現象，持續多久了呢？下背、腹股溝會感到疼痛嗎？」

由於男性睪丸長在身體外面，洗澡時容易自我檢視，平日可以透過睪丸癌自我檢查，就能清楚蛋蛋是否出狀況。

不會痛，但硬硬的——小心睪丸癌上身！

睪丸腫瘤，讓男人胯下「蛋蛋」變大的原因之一！

大部份的睪丸腫瘤都屬於惡性情況，當睪丸被腫瘤細胞佔據時會變大，雖說多半沒有其他相應症狀，但是用手觸摸即可摸到硬塊，而少部份的男性也會因此受到感染，導致陰囊積水，產生隱隱的脹痛、腫痛。

睪丸癌在不同年齡層的男性都有可能發生，好發年齡落在十五歲至四十歲左右，整體上而言，其實睪丸癌發生率極低，在所有癌症的統計比例中，它佔所有癌症的比例只有百分之〇．二四。

只是一旦發現睪丸變大了，就要考慮是否有罹癌的可能，畢竟癌症本身會致命，只要有一點點的可能，就必須盡早治療。

睪丸癌相當容易被發現，畢竟它長在男性自己的身上，每天洗澡都會觸碰到它，很容易就會知道是否不尋常的情況。腫塊是相當重要的一項危險指標，不管痛不痛都需要留意，痛的腫塊可能只是發炎的問題，不痛的腫塊反而比較需要擔心，所以只要一有異狀發生，就要趕快請教醫生，才不會「禍及子孫」啊！

睪丸癌最愛找年輕人？

「醫師，是不是年輕人才會罹患睪丸癌？」

睪丸癌的好發族群，大多集中在年輕人與六、七十歲的老年人，中年族群反而比較少，因此一般民眾認為睪丸癌屬於年輕人的毛病，其實是不正確的迷思。

就我的臨床經驗，大多還是老年族群最多，遇到最年輕的案例，是一名二十歲的年輕人，而且還是自己的學弟，後來確診為睪丸癌，切除了單側的睪丸，保留另外一側，還是保有生育的功能，後來也生了可愛的寶寶。

因此，我要再次強調，睪丸癌的發生率非常低，大概只佔所有癌症的百分之〇．二四，因此可以不用過度恐慌。那麼，為什麼我們常常聽到呢？因為它頗具新聞性，媒體喜歡報導這類比較特別的醫療話題。

「醫師，騎腳踏車是不是會誘發睪丸癌呢？」

這也是一個迷思，其實要回想到第一個得到睪丸癌的名人，就是——藍斯．阿姆斯壯（Lance Armstrong），因為他是單車界的車神，曾經七度奪得環法自行車賽冠軍，當傳媒大肆渲染報導之後，導致大家有一個既定印象，是不是常常騎車壓迫到睪丸導致睪丸癌？但其實並不是。

大家可以思考一下，假使因為壓迫而導致睪丸癌，那麼為什麼只有一邊得到？另一邊卻沒有呢？因為事實上，罹不罹患睪丸癌，主要還是基因問題。

關於睪丸癌的現行治療方式，主要以切除手術為主，然後再根據切除後的病理報告，決定後續進行什麼樣的治療。

目前治療效果都還不錯，正因容易早期發現，透過平日自我檢查，只要摸到睪丸有不正常的腫大，就需要馬上就醫了。是否進一步切片檢驗，需要和醫生討論，但通常長在睪丸裡面的腫塊，幾乎都屬於惡性情況，所以有時會評估直接切除睪丸，避免因切片造成癌症擴散的風險，加上男性只要存有一顆睪丸，依然保有功能與生育能力。

謝醫師的
「泌」密門診

• 洗澡多「自摸」，性福健康一把抓

睪丸是男性的重要生殖器官之一，除了負責製造精子，也肩負著製造雄性荷爾蒙的重要任務。平日洗澡時可以自我檢查，一發現異狀，立即就醫診治。

◇不明腫塊：初期按壓沒有痛感，但會逐漸變大。

◇不規則狀：惡性腫瘤通常都呈現不規則形狀，可能造成一側睪丸特別突出。

◇觸感堅硬：觸摸睪丸時，腫塊硬如石頭，按壓沒有彈性，且毫無痛感。

◇沉重下墜：陰囊沉重下墜，或是感覺下腹部被往下拉扯。

門診案例：二十四歲男大生X右邊陰囊不明腫大，進而發現睪丸癌

「醫師……，我的蛋蛋……好痛！」一名男性刻意壓低聲音，靦腆地說。

「是外力撞傷嗎？是否奇怪的腫脹呢？」我望著他年輕的臉。

一名男大生大約半年前發現自己右邊的陰囊慢慢變大，剛開始還覺得是不是代表性能力增強了，偷偷竊喜了一番，不過後來越發覺得不對勁，拖了好長一段時間之後，睪丸竟然越來越大，也越變越硬，不時產生劇烈的疼痛感受，只好跑來就醫！

·治療評估：採取切除手術，後續定期追蹤

其實，睪丸是最容易自己發現問題的地方，只不過又是不太容易跟別人討論的私密部位，所以才會等了半年才願意找醫師幫助。

經過超音波檢查，發現是一個睪丸腫瘤，所以馬上安排睪丸切除手術，幸好還沒有擴散，屬於第一期的睪丸腫瘤。因此，術後還不需要做後續的化療，只需要定期回門診持續追蹤。

「醫師……，嗯……，那我以後……還可以生小孩嗎？」

「當然可以啊！手術後，一切正常！」

聽到性功能和生育能力都沒有受到影響，男大生這時才笑了出來。

附錄一 排尿日記

排尿日記					
	姓名				
	日期				
	時間	喝水量	尿量	急尿感	漏尿
1					
2					
3					
4					
5					
6					
7					
8					
9					
10					
11					
12					
13					
14					
15					
16					
17					
18					
19					
20					
	睡覺時間				
1					
2					
3					
4					
5					
6					
7					
8					
	總計				

附錄二　膀胱過動症症狀評分表
（Overactive Bladder Symptom Score）

症狀	次數	分數	評分
症狀一、 從起床至睡覺為止，大約解尿幾次	7 次或以下	0	
	8 至 14 次	1	
	15 次或以上	2	
症狀二、 從睡覺至起床為止，為了解尿而起床幾次	0 次	0	
	1 次	1	
	2 次	2	
	3 次	3	
症狀三、 一天當中突然感到難以忍受的尿急幾次	0 次	0	
	每週少於 1 次	1	
	每週大於 1 次	2	
	每天 1 次	3	
	每天 2~4 次	4	
	每天大於 5 次	5	
症狀四、 一天當中因為尿急而漏尿幾次	0 次	0	
	每週少於 1 次	1	
	每週大於 1 次	2	
	每天 1 次	3	
	每天 2~4 次	4	
	每天大於 5 次	5	
總分			
膀胱過動症：「症狀三」的分數 2 分以上，或總分大於 3 分。 輕度：3~5 分；中度：6~11 分；重度：12 分以上。			

附錄三　國際攝護腺症狀評分表
（International Prostate Symptom Score）

請根據過去一個月內解尿狀況，來回答以下七個問題							
	沒有發生	偶爾一次	小於一半	等於一半	大於一半	幾乎都是	分數
阻塞症狀							
是否解尿解不乾淨	0	1	2	3	4	5	
是否小便無力	0	1	2	3	4	5	
是否解尿斷斷續續	0	1	2	3	4	5	
是否需要用力解尿	0	1	2	3	4	5	
刺激症狀							
是否有頻尿（不到2小時就要解尿）	0	1	2	3	4	5	
是否有急尿感（憋不住尿的感覺）	0	1	2	3	4	5	
是否有夜尿（晚上需要上廁所）	不用：0	一次：1	兩次：2	三次：3	四次：4	五次：5	
總分							
輕度： 0~7 分；中度：8~19 分； 重度：20 分以上。							

附錄四　男性荷爾蒙低下症（ADAM）問卷表

1、你是否覺得性慾減低？　□是 □否
2、你是否感到活力下降？　□是 □否
3、你是否覺得體力或是耐力不足？　□是 □否
4、你身高是否減少？　□是 □否
5、你是否覺得不容易感受到「快樂」？　□是 □否
6、你是否常常覺得沮喪或是脾氣暴躁？　□是 □否
7、你勃起時的硬度是否比較差？　□是 □否
8、你是否覺得最近運動體力變差？　□是 □否
9、你是否在吃完晚飯後就昏昏欲睡？　□是 □否
10、你是否覺得最近工作表現變差？　□是 □否

如果問題1或7，或是其他八題中有三個問題回答「是」，則評估為陽性，可至醫院進一步檢查。

*資料參考自——美國聖路易大學（Saint Louis University）

附錄五　國際勃起功能指標量表 -5
（International Index of Erectile Function-5）

您覺得自己可以勃起的信心						
	沒有信心	非常低	低	中度	信心	很有信心
分數	0	1	2	3	4	5
當您受性刺激而勃起後，硬度是否可以足夠插入陰道						
	從來沒有	非常少	偶爾可以	一半左右	多數可以	幾乎每次
分數	0	1	2	3	4	5
性交中，在插入陰道後還可以維持勃起的頻率						
	從來沒有	非常少	偶爾可以	一半左右	多數可以	幾乎每次
分數	0	1	2	3	4	5
性交中，您是否可以維持勃起一直到到完成行房						
	從來沒有	非常少	偶爾可以	一半左右	多數可以	幾乎每次
分數	0	1	2	3	4	5
當您嘗試性交時，您覺得滿意的次數						
	從來沒有	非常少	偶爾可以	一半左右	多數可以	幾乎每次
分數	0	1	2	3	4	5
總分： 7 分以下為嚴重勃起功能障礙 8~11 分為中度勃起功能障礙 12~21 分為輕度勃起功能障礙 22 分以上為無勃起功能障礙						

國家圖書館出版品預行編目（CIP）資料

說不出口的「泌」密：一本大獲全「腎」療癒實錄 /
謝登富作 . -- 第一版 . -- 臺北市 : 博思智庫 , 民 108.02
面 ; 公分 . -- (預防醫學 ; 22)
ISBN 978-986-97085-4-8(平裝)
1. 泌尿生殖系統疾病

415.8 108000685

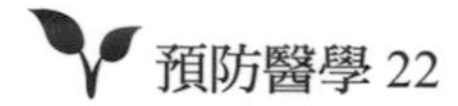

說不出口的「泌」密

一本大獲全「腎」療癒實錄

作　　者｜謝登富
主　　編｜吳翔逸
執行編輯｜陳映羽
資料協力｜陳瑞玲、李海榕
設計主任｜蔡雅芬

發 行 人｜黃輝煌
社　　長｜蕭艷秋
財務顧問｜蕭聰傑
出 版 者｜博思智庫股份有限公司
地　　址｜104 台北市中山區松江路 206 號 14 樓之 4
電　　話｜(02) 25623277
傳　　真｜(02) 25632892

總 代 理｜聯合發行股份有限公司
電　　話｜(02)29178022
傳　　真｜(02)29156275

印　　製｜永光彩色印刷股份有限公司
定　　價｜320 元
第一版第一刷　中華民國 108 年 03 月

ISBN 978-986-97085-4-8

博思智庫股份有限公司

博思智庫粉絲團　Facebook.com/broadthinktank